ro
ro
ro

Stephanie Petersen studierte in Leipzig Veterinärmedizin. Anschließend arbeitete sie in einer Berliner Kleintierklinik und ließ sich 2001 als Tierärztin für Groß- und Kleintiere auf Sylt nieder. Ihre besondere Vorliebe gilt alten Tieren. Auch zu ihrem Privatleben gehören neben ihren Söhnen selbstverständlich Tiere: Auf ihrem Hof leben fünf Hunde, von denen sie drei aus Tötungsstationen gerettet hat, 17 Hühner – und Stephanie Petersen betreibt eine Trakehner-Zucht.

19.–21.9.2024

*

Stephanie Petersen

DIE INSEL-TIERÄRZTIN

MIT HERZ
UND SCHNAUZE –
Geschichten aus
meiner Praxis

Rowohlt Taschenbuch Verlag

Originalausgabe
Veröffentlicht im Rowohlt Taschenbuch Verlag,
Hamburg, März 2022

Mitarbeit Regina Carstensen
Fotos Tafelteil © Sonja Rommerskirch,
außer 13, 14, 16, 20, 21, 22, 23, 25
Covergestaltung zero-media.net, München
Coverabbildung Sonja Rommerskirch; FinePic®, München
Satz aus der Nexus Serif Pro bei CPI books GmbH, Leck
Druck und Bindung GGP Media GmbH, Pößneck, Germany
ISBN 978-3-499-00739-2

Die Rowohlt Verlage haben sich zu einer nachhaltigen Buchproduktion verpflichtet. Gemeinsam mit unseren Partnern und Lieferanten setzen wir uns für eine klimaneutrale Buchproduktion ein, die den Erwerb von Klimazertifikaten zur Kompensation des CO_2-Ausstoßes einschließt.
www.klimaneutralerverlag.de

FSC
www.fsc.org
MIX
Papier aus verantwortungsvollen Quellen
FSC® C014496

Für Jimmy & Henry,
meine beiden Söhne

Inhalt

Ich und mein Traum: Tierärztin

«Das kann nicht alles gewesen sein», flüstere ich leise vor mich hin. Ich sitze auf einer Aluminiumkiste an Bord einer Douglas DC-9, mit feuerroten Fingernägeln und noch roteren Lippen, hohen Pumps und Thrombose-Strumpfhosen. Verträumt schaue ich aus dem kleinen, runden Kabinenfenster des Flugzeugs, weit über die rosafarbenen, von der Sonne angestrahlten Wolken hinweg. «Das kann nicht alles gewesen sein», wiederhole ich leise ...

Ich bin Stewardess. Eingepellt in eine türkisfarbene Uniform mit gestreiftem Blüschen und ovalem Hütchen. Nach meinem Abitur befand ich mich, wie viele Schulabgänger, zwischen einem Seilgarten der Vernunft und den schwärmerischen Vorstellungen von einem Traumberuf. Ich wollte Tierärztin werden.

Damals gab es noch den Medizinertest, einen Test, der intelligente Personen von nicht so intelligenten «Möchtegern-Ärzten» ratzfatz unterscheidet. Der Kopf rauchte, das Ergebnis ist mir bis heute nicht wirklich bekannt. Ich hängte schließlich meine steife Uniform an den Nagel und stürzte mich in den Traum meiner Träume. Mein Abitur war guter Durchschnitt, aber nicht so gut, dass ich sofort einen Studienplatz für Tiermedizin ergattern konnte. Die einzige Möglichkeit, einen solchen zu bekommen, war – kurz nach der Wende –, nach Leipzig zu gehen. Viele wollten in den Westen, und in Leipzig war die geringe Bewerberzahl für diesen Studiengang im Vergleich zu Hannover, München, Berlin oder Gießen meine große Chance. Mein Bruder hob den Zeigefinger, und seine Worte hallen noch heute in meinen Ohren: «Wenn du unbedingt Tiermedizin studieren möchtest, dann gehst du auch nach Leipzig.» Wer wollte schon nach Leipzig. Ich nicht!

Es kam anders.

Man bat mich zu einem «Auswahlgespräch». Auf den Knien Brötchen schmierend, fuhren meine Eltern mit mir im Schlepptau von Frankfurt aus auf durchlöcherten, holprigen Straßen Ostdeutschlands Richtung Leipzig, direkt auf den Campus der Veterinärmedizinischen Fakultät. Das «Verhör» fand in einem großen Raum mit tiefen Samtplüschsesseln statt. In einem versank ich auch dann sogleich, mein Kinn berührte fast die steif gestärkte, vergilbte Häkeldecke auf dem kleinen, runden Tischchen. Irgendwie hielt ich dem ostdeutschen Fragenkatalog stand und zeigte Flagge.

«Tiermedizin ist ja wohl ein Männerberuf», sprach der grauhaarige Professor in seinem ebenso grauen Kittel und mit einer dicken schwarzen Hornbrille. «Wie kommen Sie denn auf den Gedanken, als Frau in diesem Beruf Fuß fassen zu wollen?»

Ich richtete mein Krönchen, denn nun war mein Nerv getroffen. «Qualität in der Arbeit und Durchhaltevermögen sind nun ja nicht typisch männliche Merkmale», erwiderte ich. «Und um ein fünfzig Kilogramm schweres Kälbchen auf die Welt zu befördern, bedarf es zwar eines gewissen Maßes an Kraft, aber auch der richtigen Technik sowie eines Quantums an femininem Instinkt, der uns Frauen ja schließlich in die Wiege gelegt worden ist, und den weiblichen Zyklus und Schmerz kann das Wesen Mann ja nicht einmal erahnen.»

So! Irgendwie hatte sich die Hornbrille erbarmt, und als ich eines Mittags im Regen zum Briefkasten ging und darin einen

Umschlag mit dem Stempel der Uni Leipzig liegen sah, gab es nur zwei Möglichkeiten, die dieses Kuvert eröffnen konnte.

Drei Wochen später zog ich mit einem anderen Studenten in eine verlassene Gärtnerei in Markkleeberg außerhalb von Leipzig, schaufelte im Keller Kohle, denn draußen herrschten bereits ungnädige Minusgrade, und duschte in einem riesigen leer stehenden Waschhaus mit fünfzehn Duschen – mutterseelenallein im Nirgendwo. Die nassen Haare mit einem Megaturban umwickelt, rannte ich im Dunkeln – ich hatte die Hosen gestrichen voll – zum Haupthaus. Hätten das meine Eltern gewusst … Überall standen Reagenzgläser des ehemaligen Botanik-Instituts herum, als hätten die Bewohner von einer auf die andere Sekunde die Gebäude verlassen … Dem war auch so gewesen. Die Mauer war gefallen, und Tausende hatten die Chance zur Flucht genutzt, voller Angst, die Grenzen könnten rasch wieder schließen.

Morgens hatten wir stets eine wilde Horde Eisblümchen am Fenster, innen, wohlgemerkt! Die Straßen waren mit mörderischem Kopfsteinpflaster gespickt, orange leuchtende Straßenlaternen versprühten ihr theatralisches Schummerlicht, und aus den offenen Dachstühlen ragten einzelne, vermoderte Holzbalken hervor, die wie ein abgenagtes Gerippe in den dämmrigen Nachthimmel ragten. Hier hätte man locker einen Film über den Zweiten Weltkrieg drehen können.

Im Lauf des nächsten Jahres zog ich in ein renoviertes Haus, in dem meine bis heute engsten Freundschaften begannen. Dort, in Leipzig, knüpfte ich auch die ersten zarten Bande mit meiner jetzigen Heimat, der traumhaften Nordseeinsel Sylt: Es war im Jahr 1995, zwei Jahre nach meinem Studienbeginn, die ersten Computer gingen in Serie, und die Aufenthalte in den gelben Telefonzellen wurden immer seltener. Das Handyzeitalter brach an. Ich hatte über das Internet eine Bekanntschaft gemacht, und fast stündlich hörte ich eine kleine Computerstimme säuseln: «Sie haben Post.» So kam es, dass ich mit meinem Hund Hannah zum Blind Date nach Sylt fuhr – das erste Mal auf die Insel. Auf der Fahrt durchs flache Land sah ich überall die schönen schwarzbunten Kühe auf den fetten Weiden grasen, und je weiter wir Richtung Norden fuhren, umso mehr tummelten sich Hunderte von Schäfchen an und auf den Deichen. Der Zug schlängelte sich durch das Wattenmeer, über den Hindenburgdamm bis hinein nach Westerland. Und um so viel Zeit wie möglich auf der Insel und mit meiner neuen Liebe zu verbringen, absolvierte ich meine sogenannten kurativen Pflichtpraktika bei einem lang erprobten Sylter Tierarzt. Das Blind Date hatte Folgen gehabt.

Sooft es möglich war, pendelte ich zwischen meinen sogar im Sommer beheizten Leipziger Hörsälen und dem windigen Strand von Sylt hin und her, meine geliebte Mischlingshündin Hannah stets im Schlepptau. 2001 eröffnete ich todesmutig meine erste tierärztliche Praxis für Groß- und Kleintiere in Tinnum auf Sylt, nicht weit von Westerland entfernt. Zwei Jahre später heiratete ich in eine Sylter Bauernfamilie ein und bekam zwei wunderbare Söhne. Mein Spagat zwischen Pampers, Kaiserschnitten und nächtlichen Notdiensten war teilweise körperlich ziemlich zehrend, und ich war heilfroh über jede Unterstützung seitens meiner Eltern und Schwiegereltern. Meine Jungs wuchsen noch mit Traktoren, dem Meckern der Salzwiesenlämmer und dem Schwein Wilma auf. Sie waren bei deren glitschigen Ferkelgeburt dabei, hatten ihre eigenen Lämmer mit eigenen Ohrmarken und fuhren mit Opa John, meinem damaligen Schwiegervater, täglich auf den Deich zu den Schafen.

Selbst die Scheidung meisterten wir alle in Güte und mit großem Herzen zugunsten der Jungs. Denn eines war uns allen klar: Eine Trennung prägt und sollte niemals auf dem Rücken der Kinder ausgetragen werden. Mit Vernunft und klarem Verstand, ohne Egoismus und Eigensinn haben wir es geschafft, tolle Kinder heranwachsen zu sehen, die noch Anstand und Respekt, Würde und ein gutes Auge für die Natur und seine Tiere auf diesem Planeten haben, denn sie gehören zu der Generation, für die Begriffe wie «Weltklima», «Massentierhaltung» und «Tiertransporte», «Glyphosat» und «Pandemien» mehr als nur lapidare Worte sind.

Heute sind meine Jungs vierzehn und achtzehn Jahre alt, und ich bin froh, dass sie auf einem recht unbeschwerten Fleckchen Erde heranwachsen dürfen. Sie wissen, dass nach der Ebbe die Flut kommt und dass Gehacktes im Kühlregal mal ein Lebewesen war, das noch Wiesen und Weite spüren durfte. Und ihnen ist bewusst, wie wichtig die Natur ist und dass Kälber bei ihren Müttern bleiben sollten. Sie lernen aber auch, was es heißt, am frühen Sonntagmorgen Rinder umzutreiben, bei Nieselregen die Schafe einzufangen und beim Scheren mal ordentlich zuzupacken. Sie können Roggen von Weizen unterscheiden und kennen die Tricks, um Touristenfahrzeuge bei Glatteis mit dem Traktor aus dem Graben zu ziehen.

Mein großes Glück habe ich abermals gefunden und lebe heute zusammen mit meinem Partner auf einem von ihm entworfenen wunderschönen Gestüt, nah am Wattenmeer. Wir züchten Trakehner, eine Pferderasse. Und jedes Jahr erfreuen wir uns an deren Fohlen, welche uns immer wieder mit ihrer Unerschrockenheit und ihrer fröhlich-unbekümmerten Art zeigen, wie herrlich einfach die Welt doch sein kann.

Nun, fast achtundzwanzig Jahre später, sitze ich an Bord einer Boeing 747, meine Fingernägel sind kurz und praktisch, meine Lippen tragen nur den Hauch von Lipgloss, und ich beobachte die routinierte Versorgung der Passagiere und die knallroten Münder der Stewardessen. Ich lehne mich zurück und genieße meinen Flug nach Südafrika, in meinen wohlverdienten Urlaub. Zwanzig Jahre betreibe ich nun eine eigene Praxis und habe Tausenden von Fellnasen geholfen und sie begleitet. Ich bin froh, damals den Mut und das Durchhaltevermögen besessen zu haben, umzusatteln. Es ist meine Berufung, Tieren zu helfen. Ich sorge dafür, dass diese kleinen Wesen wieder gesund, dass sie fachmännisch behandelt, gespritzt, operiert und geheilt werden und zu ihren Besitzern zurückgehen können. Das ist meine Pflicht, das ist meine Leidenschaft, das ist es, was mich wirklich glücklich macht.

Ich nehme euch Leser und Leserinnen jetzt mit auf eine kleine Reise nach Sylt, wo ich zu Hause bin, eine Insel in der Nordsee, wo die Deiche und der Horizont endlos ineinander verschmelzen, die Robben sich auf den Sandbänken aalen, Schweinswale ihre Runden ziehen, Austernfischer kreischend Kapriolen schlagen und, ganz klar, freche Sylter Möwen fachmännisch Crêpes klauen. Ein Stück Paradies, so kann man das hier zweifellos nennen, denn hier versprüht die Sylter Heckenrose ihren warmen Duft bis zum Strand hinunter. Und im Herbst, da lassen die Stürme so richtig die Sau raus, hier singt der Shanty-Chor, hier klirren die Champagnergläser. Man ruft «Moin, Moin», und alle duzen sich. Hier bin ich zu Hause, hierher möchte ich euch einladen und euch meine lustigen, amüsanten, traurigen und manchmal auch skurrilen Tierarztgeschichten erzählen – Geschichten der nördlichsten Tierärztin Deutschlands. Auf geht's!

Marcella, die Hündin aus einer Mülltonne auf Kreta

Nach Beendigung meines Studiums wollte ich erst einmal etwas Sinnvolles und Nützliches machen: Ich nahm an einem Kastrationsprojekt von Straßentieren auf Kreta teil. Ivonne, eine Kollegin von der Insel, Dani, meine Leipziger WG-Mitbewohnerin, heute Tierärztin in Wolfenbüttel, und ich flogen mit gesammeltem Nahtmaterial, Desinfektionsmitteln und großem Helfersyndrom nach Kreta. Das Tierheim war gespickt voll mit Hunden und Katzen. Wir konnten gar nicht durch den Haupteingang zum Haupthaus vordringen, unzählige Hunde umklammerten unsere Beine, sprangen an uns hoch, packten zärtlich unsere Hände, buhlten um eine Sekunde Aufmerksamkeit. Andere lagen mit Abstand im rotbraunen Sand und beäugten uns abschätzend. Innerhalb von Minuten hatte ich jedes winselnde Knäuel tief in mein Herz geschlossen. Wir säuberten und versorgten Wunden, wickelten Verbände, spritzten, operierten und kastrierten.

Draußen herrschten Temperaturen zwischen 32 bis 40 Grad Celsius, und einige Hunde lagen zum Abkühlen in ihren Trinkschüsseln. Die Wasserleitungen waren in diesem Tierheim unglücklicherweise oberirdisch verlegt worden, das Trinkwasser war brühend heiß. Unsere Kleidung nahm den Geruch von getrocknetem Urin und Kot an. Es waren erstaunlich viele Rassehunde in diesem Tierheim, Huskys zum Beispiel, die bei diesen Temperaturen am Rande des Wahnsinns waren, Irish Setter, Cockerspaniels, Pointer und Dalmatiner.

Wir kämpften gegen Staupe, versorgten angefahrene Hunde und aus dem Auto geworfene Kätzchen. Ich habe noch nie so viel geweint wie in dieser Zeit – wie sollte ich allen helfen?

Mitten in diesem Versorgungschaos kam im Tierheim ein Karton mit einer Plastiktüte an. Eine Frau hatte einen wimmernden Welpen bei den Müllcontainern gefunden. Ich dachte, das gibt es nur in schlechten Filmen, öffnete die Tüte und erblickte ein dickes, kaum zwei, drei Tage altes schwarzweiß geflecktes Welpenmädchen. Die Tierheimleiterin rief mir zu, dass wir die Hündin einschläfern sollten, das Tierheim sei voll, und wir könnten sie nicht mehr aufnehmen, wir sollten ihr ein leidvolles Leben ersparen. Nicht eine Sekunde, nicht mal den Hauch einer Millisekunde dachte ich daran, diesem zuckersüßen Geschöpf eine Todesspritze in seinen speckigen, kleinen Körper zu jagen.

Ich entlockte der kundigen Leiterin ein Rezept über Ersatzmilch, ein Eigelb, 200 Milliliter H-Milch sowie eine Vitamin-Lebertran-Paste. Das winzige Wesen stopfte ich mir unter mein T-Shirt und fuhr zu unserer Unterkunft. Dort eingetroffen, begegnete ich einem Mädchen aus England, vielleicht gerade mal acht Jahre alt. Ich zeigte ihr den Welpen, die Augen noch fest verschlossen, und fragte sie, welchen Namen das Kleine denn tragen solle. Die Antwort kam wie aus der Pistole geschossen: «Marcella.»

Von da an bekam Marcella Ersatzmilch eingeflößt, hin und wieder legte ich sie einer Hundemutter im Tierheim, die gerade Welpen hatte, an die Zitzen. Als Dank gab es viele Schmuseeinheiten und Leckerchen. Marcella lag abends in meinem Koffer neben dem Föhn, tagsüber krabbelte sie als bewegliche Wurst unter mein T-Shirt.

Sie flog mit mir zurück nach Frankfurt, und genau in über

8000 Metern Höhe öffnete sie nach vierzehn Tagen das erste Mal ihre Augen. Leider musste ich sie vermitteln, das gerade beendete Studium und ein zweiter Hund waren einfach zu viel in dieser Zeit. Aber ich tröstete mich: «Du kannst nicht alle Tiere behalten, doch deine Mission ist es, sie in gute Hände weiterzugeben.»

Marcella fand ein tolles Zuhause in Bayern, und die neuen Besitzer reisten später extra nach Sylt und ließen das Mädchen in meiner Praxis kastrieren. Marcella wurde sehr alt und bereitete ihren Besitzern viel Freude. Es hat ein bisschen Organisation und Ausdauer gebraucht, aber es hat sich gelohnt, sich für dieses Geschöpf einzusetzen. Viele gute Hundejahre haben wir ihr geschenkt – und gibt es etwas, das zufriedener macht?

Der Name Marcella erinnert mich noch heute an das speckige, gescheckte Hundebaby mit einem rosaroten Schnäuzchen und an ein blondes Mädchen aus der Nähe von Birmingham, das mit größter Selbstverständlichkeit beschloss, dass dieser kleine Hund jetzt Marcella heißt.

Viele Hunde, die in diesem griechischen Tierheim lebten, haben wir auf Kreta vermittelt, und alle haben ein schönes Zuhause gefunden. Ziel ist es, die Tiere nicht zu entwurzeln, sondern vor Ort eine vernünftige Lösung zu finden. Ausnahmen bestätigen natürlich – auch in meinem Herzen – die Regel. Welpen sind einfach des Herzens Licht!

Mein erster Kaiserschnitt

Noch gut kann ich mich an meinen ersten Kaiserschnitt erinnern. Die Hündin hieß Surfy, und in dieser Zeit war meine Studienfreundin Conny auf Sylt zu Besuch. Conny, die diese OP mitmachte, verstarb dann leider jung an Gebärmutterhalskrebs. Unser Zusammensein und unsere erste richtige Operation im Alleingang haben sich mir auch von daher besonders tief ins Gedächtnis eingegraben.

Meine erste Vertretung in Eigenregie übernahm ich bei einem erfahrenen Insel-Tierarzt. Der flog in den Urlaub und ich in seine Praxis. Ich war enorm aufgeregt, wusste man ja nie, was gleich durch die Tür kommt. Aber es kam erst einmal nichts, stattdessen erfolgte ein Anruf, ein älterer, noch erfahrenerer Tierarzt als der urlaubende, der seine Praxis im Süden der Insel hatte, murmelte in den Hörer: «Hündin, trächtig, grünlicher Ausfluss, ein Welpe liegt quer, hab schon mal was gespritzt ... weiß nicht weiter ... Kaiserschnitt oder so ... ich schick den mal vorbei ...» Nach diesen Worten legte er auf, ohne dass ich überhaupt etwas sagen konnte.

Kaiserschnitt? Meine Pupillen weiteten sich abrupt, der Puls war bereit zum Salto mortale. Ich versuchte, mich zu sammeln. Okay, dachte ich, nun stehe ich hier, frisch studierte Tierärztin, in einer fremden Praxis und bekomme einen ernsten Fall von einem routinierten Tierarzt überwiesen, weil der keine Ahnung hat, was er noch weiter tun kann. Fantastische Idee. Grandioser Einfall. Schließlich hatte ich noch nicht viel Routine mit Narkosen.

Also sprach ich mir ein wenig Mut zu: «Wenn nichts mehr geht, wird die Hündin bei diesem Eingriff kastriert!» Das konnte ich ja, das hatte ich auf Kreta schon mehrmals gemacht.

Die Hündin hieß Surfy, weil sie laut ihrem Besitzer immer mit auf dem Surfbrett in der Nordsee war. Ihr braun gebranntes Herrchen, windgegerbt, setzte Surfy ganz behutsam, als ob er eine Porzellanpuppe in Händen halten würde, auf den Behandlungstisch. Bei der vaginalen Untersuchung ertastete ich einen querliegenden Welpen und tatsächlich Schleim, der grün war. Ich roch an meinem Handschuh. Diese Geste habe ich übrigens auch in den folgenden zwanzig Jahren nicht abgelegt. Man wird ein Meister des Schnüffelns. Gerüche sagen uns Tierärzten nämlich ziemlich schnell, ob Eiter mit im Spiel ist, etwas verwest riecht oder beispielsweise ein Hefepilz im Ohr den Hund in den Wahnsinn treibt. Bakterieller Durchfall hat eben einen anderen Geruch als ein durch Einzeller verursachter Durchfall, durch die bösen Giardien zum Beispiel, diese einzelligen Darmparasiten. Ja, das Leben eines Tierarztes ist nun mal nichts für sanfte Nasen und sensible Mägen.

Die Gebärmutter von Surfy, so meine Diagnose, war dem Untergang nahe. Das kam mir ganz gelegen, dann musste sie raus, und das konnte ich locker. Nach kurzer Beratung mit Conny stand unsere Entscheidung schließlich fest: «Hier muss dringend ein Kaiserschnitt gemacht werden.» Ich operierte mit wild zusammengebundenen Haaren und hochrotem Kopf. Nichts war sortiert auf dem OP-Tisch, alles flog durcheinander. Tupfer, OP-Tuch, Handtücher, Instrumente, einfach alles.

Der querliegende Welpe war leider tot, aber es gab noch einen zweiten Welpen, und der überlebte. Ich zupfte ihn aus der Fruchthülle, rubbelte und hauchte ihn ins Sylter Landleben, aber leider akzeptierte die wach werdende Mutter ihr

Kind nicht. Die Narkose hatte das Wahrnehmen des Geburtsvorgangs und damit die erste wichtige Kontaktaufnahme verhindert, die Prägung der Mutter auf den Welpen.

Völlig erschöpft schlief ich auf der Couch im Behandlungszimmer ein, eine Hand im Körbchen, in dem Surfy lag, der ich einen Maulkorb angelegt hatte, darüber das Rotlicht. Zumindest ein super Surfy-Welpe hatte es letztlich geschafft, mit diesem Gedanken war ich weggedämmert. Was machte eigentlich Conny währenddessen? Wahrscheinlich kümmerte sie sich darum, dass das Chaos, das ich veranstaltet hatte, nicht mehr als solches erkennbar war.

Ich war an dieser OP gewachsen, denn ein kompetenter Tierarzt hatte mir diese Patientin überwiesen – und ich war nicht davongerannt. Wohin denn auch? Ich wohnte ja auf einer Insel …

Empfindsame Kois und eine folgenreiche Begegnung

Als ich noch in meiner alten Praxis in Tinnum tätig war, hatte ich eines Abends – gegen Sprechstundenende – das große Vergnügen, meinen heutigen Lebenspartner kennenzulernen. Nach der Trennung von dem Vater meiner Kinder steckte ich noch mehr Energie in meine Praxis und versuchte mich durch mehrere Fortbildungen abzulenken. Eines Abends räumte ich die Praxis auf, fegte die Überreste eines arbeitsamen Tages zusammen und notierte die aufgebrauchten Medikamente, als das Telefon klingelte.

«Guten Abend, Tierarztpraxis Petersen hier, was kann ich Gutes für Sie tun?»

«Behandeln Sie auch Kois?», hallte es unwirsch aus meinem Hörer.

«Ja, gegebenenfalls kann ich auch Kois behandeln. Ich habe zwar keine täglichen Erfahrungen mit dieser Fischart, aber ich kann bestimmt helfen.»

Der Mensch am anderen Ende der Leitung war sehr bestimmend und klar in seinen Wünschen. «Dann kommen Sie morgen um vierzehn Uhr zu mir nach Hause und schauen sich den Bestand bitte an. Ich habe ihn gerade neu.»

Jawohl, Sir, dachte ich, zu Befehl, nachdem ich mir die Adresse notiert hatte. Nach dem Auflegen schaute ich etwas irritiert den Hörer an und zuckte mit den Schultern.

Am nächsten Tag machte ich mich gut gelaunt – weil der Tag einfach so perfekt war – auf den Weg nach Westerland, parkte meinen Land Rover vor einem bezaubernden Reetdach-Haus, in dem der Anrufer von gestern sicher schon lauerte. Das dunkelgraue Tor schob sich im Schneckentempo auf. Ich war erstaunt über die wunderbare Architektur des Hauses und welch herrlicher Garten sich vor mir auftat. Jürgen Altmiks, so hatte der Anrufer sich gestern noch vorgestellt, schritt forsch voran, leitete mich an zwei Porsches vorbei in den hinteren Teil des Gartens. Diese Behandlung wird teuer werden, Freundchen, dachte ich im Stillen.

Wir angelten einen Koi nach dem anderen aus dem Teich mit japanischem Teehäuschen und setzten die Fische in eine separate Behandlungswanne. Ich betäubte sie ein wenig mit Nelkenöl, bis sie ruhig wurden, und machte Abstriche zwischen den Kiemen und entlang der Schuppen. Lose Schuppen zog ich mit einer Pinzette heraus, desinfizierte die Stelle und verteilte darauf Puder, das im Wasser haftet und Schutz bietet. Danach spritzte ich Antibiose gegen Bakterien oder Pilze unter die Vorderflosse und erfragte die Kubikmeter des Teichs. Selbst wenn man in der Schule in Mathe kein Genie war – spätestens bei der Berechnung einer Narkose oder wenn man wissen muss, wie viel Milligramm einer Substanz in einem Milliliter sind oder wie viel Malachitgrün, ein Heilmittel für Fische, in einen 60 000-Kubikmeter-Gartenteich gehört, sollte man mit Zahlen umgehen können. Denn bei diesen Kois konnte ein Rechenfehler recht kostspielig werden.

Herr Altmiks war in bestem Zwirn gekleidet und tauchte mit beiden Ärmeln in das Behandlungsbecken ein, um mir jeden narkotisierten Koi zu halten. Irgendwie musterte er mich und war nicht ganz bei der Sache.

«Hallo! Herr Altmiks, Sie hängen mit Ihrem guten Blazer im Nelkenwasser, darf ich mal?» Ich krempelte seinen Blazer zweimal um, und er schaute mir ganz frech ziemlich tief in die Augen. Ich lächelte verlegen und tat unglaublich beschäftigt. Einige seiner Fische waren wirklich schwer erkrankt.

Ich nahm meine Abstriche und fuhr zurück in meine Praxis. Alle Kois waren direkt aus Japan gekommen. Mein Verdacht war, dass sich diese wertvollen Fische mit dem Herpesvirus infiziert hatten, genauer gesagt mit dem hochansteckenden Koi-Herpesvirus, das einzig bei Karpfen auftritt. Wahrscheinlich hatte einer von ihnen in der mindestens vierzehntägigen Quarantäne, bevor sie in den Teich umgesiedelt wurden, etwas ausgebrütet und alle anderen angesteckt. Ich legte eine neue Kartei an und hoffte auf ertragreiche Behandlungswochen.

Am nächsten Tag goss es wie aus Eimern, als ich durch das graue Tor fuhr. Herr Altmiks stand mitten im Regen und zog an seiner Zigarette. Bei diesem Anblick musste ich ein wenig grinsen. So etwas machen Männer nur, wenn sie es auf jemanden abgesehen haben. Wer steht sonst selbstverliebt im Regen? Ich wurde sehnsüchtig erwartet, so schien es mir. Und langsam schwand auch die unnahbare Art von Jürgen Altmiks, und wir arbeiteten uns Fisch um Fisch voran. Tag für Tag schaute ich nach meinen Patienten, und Tag für Tag wurde ich näher befragt. Nach meinem Beruf, nach meinem Partner (nicht vorhanden), nach meinen Pferden. Wir legten kleine Pausen ein, und ich erfuhr viel über die Trakehner-Zucht seines Vaters. Ja, es waren von Anfang an diese edlen Warmblüter, die uns zusammenbrachten und in schwierigeren Zeiten auch zusammenhielten.

Die meisten Kois überlebten das aggressive Virus, einige wenige gingen leider zugrunde. Dem damaligen Europameister – einem der Kois war diese Ehre zuteilgeworden – hatte die Krankheit ebenfalls übel mitgespielt. Wir sonderten ihn aus, in ein geräumiges Quarantänebecken. Seine Zeichnung war unglaublich selten und einzigartig. Eines Nachts hatte dieser Koi es jedoch trotz Abdeckung geschafft, aus dem Becken zu hopsen, dabei war er auf dem kalten Boden der Garage gelandet. Er musste dort längere Zeit gelegen haben, bevor ihn Monika, die rumänische Haushaltshilfe von Herrn Altmiks bemerkt hatte. Der Schreck war riesengroß. Wir legten ihn reflexartig in sein Becken zurück. Monika massierte ihn, legte ihn mehrmals in die richtige Schwimmposition, er aber glitt immer wieder in die Seitenlage. Ich wollte ihn schon in den schwarzen Sack legen, da ich keine Chance mehr für ihn sah, als Monika schrie: «Frau Stephanie, Frau Stephanie, Fiss läbt, da, er bewegen sich!»

Monika massierte weiter, was das Zeug hielt. Tatsächlich begannen die Kiemen zu arbeiten. Stunde um Stunde besserte sich sein Zustand. Die nächsten Tage schwamm der Koi rückwärts, und nach zwei Wochen konnten wir ihn wieder zu den anderen in den Teich entlassen. Manche sagen womöglich: Das ist doch nur ein dummer Fisch. Das mag sein, aber Kois erkennen Menschen schon von weitem und machen Unterschiede zwischen vertrauten und fremden Personen. Ihre prallen, dicken Lippen saugen das Futter auf, und sie beobachten jeden Schritt, der um ihren Teich gegangen wird. Für mich hätten es auch farbenprächtige Goldfische getan, aber jeder hat seine Vorlieben und seine Freude am persönlichen Hobby.

Zwischen Jürgen Altmiks und mir entwickelte sich eine turbulente Liebe; wir hätten unterschiedlicher nicht sein können. Der erfolgsorientierte Architekt im edlen Sakko und mit einer Vorliebe für Pumps, Designerkostüme in Puppengröße, rote Fingernägel und Handtäschchen trifft auf handfeste Tierärztin in Gummistiefeln, mit Schafscheiße unter der Sohle und am

Rettungskoffer, mit Kratzwunden am Arm und zwei Pflastern am Finger. Die Wege zweier Alphatierchen kreuzten sich, sie schafften es trotzdem, zusammenzuhalten und aus einem betagten Ponyhof ein hinreißendes modernes Trakehner-Gestüt mit angeschlossener Tierarztpraxis zu zaubern. Unser Zuhause!

Das Kalb ohne Poloch

Es war ein traumhafter Herbstmorgen auf der Insel. Die Luft war klar, sie roch nach frischem Gras, nach Meer. Eine Möwe schrie in der Ferne. Voller Freude, dass wir an diesem Morgen endlich mal keine Termine hatten, schlüpfte ich in meine Hausschuhe und holte die Zeitung aus dem Briefkasten. Ich duschte und föhnte meine Haare, schminkte mich ein wenig und zog meine guten Sneaker an.

Plötzlich klingelte mein Handy. Auf dem Display blinkte «Jörg». Jörg ist ein Bauer aus der Nachbarschaft, gleich hinter dem Golfplatz. Wenn er um diese frühe Uhrzeit anruft, dann heißt das nichts Gutes. Ich sackte kurz zusammen und stöhnte innerlich auf, hatte ich doch so gar keine Lust, in meine Gummistiefel zu springen und irgendwo in der Pampe zu stehen, och nee, jetzt nicht. Noch nicht mal einen Kaffee hatte ich getrunken.

Aber den Anruf konnte ich nicht ignorieren und nahm ihn an. Jörg berichtete, ein neugeborenes Kälbchen sei stark aufgebläht und hätte zudem einen aufgekrümmten Rücken, ein eindeutiges Zeichen für Schmerzen im Bauch- beziehungsweise Beckenbereich. Der Bauer war mit seinem alten Moped über die Fenne, eine Weide der Marsch, gedüst und hatte dann bei näherer Betrachtung des Kalbs herausgefunden, dass ihm das Poloch fehlte. Auch das noch.

Ich erinnerte mich an zwei vergleichbare Fälle, bei denen es sich um das identische Phänomen bei Lämmern gehandelt hatte. Auf Fachchinesisch heißt diese Besonderheit «Atresia ani», es ist eine Hemmungsmissbildung, bei der der After vollständig oder teilweise fehlt. Bei einem der kleinen Lämmchen konnte ich leider nicht helfen, es verstarb. Im darauffolgenden Jahr wurde ich nochmals bei einem Lamm mit diesem Problem konfrontiert. Inzwischen erfahrener, ging ich forscher an die Sache heran, legte das Lamm auf die Autoheckklappe meines Land Rovers, betäubte die Region, wo ein Afterausgang hätte sein sollen, schnitt die Stelle auf und suchte ziemlich lange nach einem blind endenden Darm. Ich fand ihn, und das Kleine überstand den Eingriff unter schrecklichem Gemecker.

Bei einer solchen OP, noch dazu im Freien, liegt das Überleben des Tiers in meinen Händen. Der Druck, der hier auf einem Tierarzt lastet, ist enorm. Im Falle des Kalbs: Stirbt das Jungtier, wird die Mutter lange trauern, der Bauer hat zudem einen wirtschaftlichen Verlust, und das Kälbchen, das schon munter auf der Weide unterwegs war, wird am Rand eines Misthaufens abgelegt, um schließlich im dunklen Schlund des Muldenkippers der Tierkörperbeseitigung zu landen.

Also kam es, wie es kommen musste: raus aus den Sneakern, rein in die Gummistiefel und in den dunkelgrünen Overall, Haare hurtig zusammengebunden und schnell das nötigste OP-Besteck aus dem Sterilisator geholt und in meine Tasche gepackt. Dazu legte ich ein Mittel für die Lokalanästhesie, ein Wundspray, Klemmen, Skalpell, Tupfer, Nahtmaterial, Antibiose und Schmerzmittel. Anschließend ging es rein in den Land Rover und ab auf die windige Fenne. Jörg hatte das Kälbchen schon eingepfercht.

Eigentlich bot sich ein traumhaftes Bild: links der Golfplatz, ein weiter, klarer Blick über das Wattenmeer, vor uns die vollen, saftigen Wiesen und mittendrin der berühmte schwarzweiße Leuchtturm von Kampen, umrundet vom Rest der unbeeindruckten Herde. Die schwarzweiß gestreiften Kühe werden auch Belted Galloways genannt, weil sie durch ihre Streifen aussehen, als ob sie einen weißen Gürtel trügen. Es handelt sich bei dieser Rasse um ganzjährig im Freien gehaltene Rinder aus dem Südwesten Schottlands.

Jörg hatte das Bullenkalb in eine runde Heutraufe gelegt, damit die Mutterkuh kein Schaschlik aus uns machte, denn Mütter können bekanntlich zu Löwinnen werden, wenn es gilt, den Nachwuchs zu beschützen. In diesem Kreis aus Metall standen wir nun: Jörg, das ängstliche Kälbchen und ich. Die nun mittlerweile böse gewordene Mutter versuchte mit viel Weiß in den Augen, Schaum vor dem Maul, lautem Schnaufen und Kopfschlagen uns in der Zwei-Quadratmeter-Arena ans Leder zu kommen. Jörg hielt das Kälbchen, so gut es ihm möglich war, fest, und ich hob den Schwanz. Da war tatsächlich kein Poloch, nichts. Wie mit einem feinen Bleistift war eine Rosette angezeichnet, aber der liebe Gott hatte das Loch einfach vergessen.

Ich betäubte die Analgegend und schnitt mich Zentimeter um Zentimeter tiefer in die Muskulatur – und fand nichts. Die Schnitte wurden tiefer, größer, radikaler; ich schwitzte. Ab und an mussten Jörg und ich uns aufrichten, da uns der Rücken schmerzte. Ich operierte in einer gebückten Haltung, war der kleine Mann doch nur ein «Dreikäsehoch». Nach zwanzig Minuten wurde ich leicht nervös. Wenn ich es nicht schaffte, einen blind endenden Darmsack zu finden, würde ich das Kalb erlösen und den Abdecker anrufen müssen. Die Mutter würde tagelang brüllend umherlaufen. Mich schauderte es. Das Kalb konnte dazu nicht komplett narkotisiert werden. Die Leber und die Niere, welche die Narkose verstoffwechseln, sind in den ersten Lebenstagen und Wochen noch nicht richtig ausgereift.

Die Gefahr des Versterbens wäre zu hoch. Das Kalb zappelte, die Mutter schrie herzzerreißend, Jörgs Rücken schmerzte immer mehr, und ich war den Tränen nahe. In diesem Moment erinnerte ich mich an eine Fernsehsendung, in der ein Tierarzt aus einem US-Bundesstaat sagte: «Niemals aufgeben, niemals aufgeben.» Dieser Tierarzt war weit über siebzig gewesen mit schlohweißen Haaren. Der musste es doch wissen, verflixte Kiste.

Ich arbeitete mich voran und tupfte, schob den nächsten Muskel beiseite, wühlte und suchte. Da! Da hinten schimmerte etwas bräunlich, nicht rötlich-blutig wie ein Muskel. In gut zehn Zentimeter Tiefe schnitt ich mit dem Skalpell in dieses schimmernde Gebilde. Und sofort schoss eine braun-grünliche, schmierige Masse, das sogenannte Mekonium, im hohen Bogen auf meine Gummistiefel. Himmel, war ich erleichtert. Wie kann man sich nur so über ganz simple Scheiße freuen!

Das pralle Bäuchlein wurde zusehends dünner, der Rücken gerader, aber der kleine Bulle brüllte weiter nach seiner Mama. Ich zog den Darm mit zwei Klemmen sanft an der aufgeschnittenen Stelle bis an die Schnittkante, säuberte akribisch die Wunde, adaptierte um sie herum die malträtierte Muskulatur und vernähte mit einzelnen Stichen im Uhrzeigersinn den Darm mit der Haut. Das dauerte, aber Frauen sind ja sehr auf Schönheit bedacht, und es sollte ein möglichst hübsches Poloch werden.

Unsere Rücken quälten uns weiter, die OP war noch nicht vorbei. Das Kälbchen würde zwar nie einen gescheiten Schließmuskel haben, aber bei Kühen schießt der grüne Brei sowieso nur raus. Nach dem Motto: «Feuer frei!» Im Anschluss ans Nähen kamen noch Antibiose und Schmerzmittel sowie Silberspray auf die Wunde.

Im Zeitlupentempo versuchte ich, meine Wirbelsäule wieder in die Senkrechte zu bringen. Der entzückendste Anblick war jedoch, als die inzwischen gefasste, kraftvolle Mutter mit ihrem schwarzweißen Kälbchen mit silbern schimmerndem Pöter zu ihrer Herde unter dem schwarzweißen Leuchtturm zurückkehrte. Nun hatte das Neugeborene eine reelle Chance. Ich fühlte mich richtig gut. Das ist der leise Applaus, den wir Ärzte und Tierärzte genießen, das ist der wahre Stolz, der uns umhüllt und uns so glücklich macht, für diesen einen Tag. Einfach unbezahlbar.

Was lernen wir daraus? Freue dich nicht zu früh, wenn du denkst, dass der Morgen so friedlich beginnt. Und die Moral dieser Geschichte ist: Lieber Gott, vergiss das Poloch nicht.

Nach solchen Tagen versuche ich immer, so viel Abwechslung wie möglich in mein Privatleben zu legen. Das muss aber nichts Großes sein. Manchmal genügt eine Hunderunde um den Ententeich, aber hin und wieder suche ich auch das unkomplizierte bunte Treiben dieser Insel. Dann muss ich mitten rein ins Gewühl, dann beobachte ich bei einem spritzigen Aperol die Menschen, die sich auf Sylt tummeln. Da gibt es die modisch klassisch gehaltenen Hamburger, die immer chic gestylten Düsseldorfer, ob am Watt oder bei Feinkost Meyer, die in Beige getarnten Seniorengruppen, die jungen Wilden und Schönen, diejenigen, die sich der Gummistiefel-Barbour-Jacken-Fraktion zugehörig fühlen, mit ihren Hunden. Oder die Pärchen mit gleicher Jacke, gleicher Mütze und gleichem Regencape. Man hat immer was zum Schauen, es wird nie langweilig.

So beschloss ich, an meinem freien Tag in die weit über Sylt hinaus bekannte Sansibar zu gehen und mich einfach unter die Leute zu mischen, bei einer knusprigen Gambas-Rolle und fruchtigem Rotwein. Dummerweise hatte ich vergessen, mein Handy auf lautlos zu schalten, aber wie wir Helikopter-Eltern so sind, es könnte ja irgendetwas mit den «fast» erwachsenen Kindern sein. Oder ein Pferd könnte im Sterben liegen oder einer meiner fünf Hunde plötzlich eine Magendrehung bekommen.

Es fällt mir nach wie vor schwer, abzuschalten. Mir ist es schon ein paarmal passiert, dass ich grenzenlos feierte, keinen Notdienst hatte und dann eines der eigenen Pferde meinte, es müsse weit nach Mitternacht sein Heu unzerkaut hinunterwürgen und damit eine Schlundverstopfung verursachen. Dann musste ich mit reichlich «Atü auf'm Kessel» einem meiner Pferde einen Schlauch durch die Nase in die Speiseröhre schieben. Wenn sich im Schlund etwas festsetzt, würgen die Pferde, und es ist ein wirklicher Notfall. Als ich das faustgroße Stück Heu mit dem Schlauch in den Magen geschoben hatte und sich flüssiger Mageninhalt über den Schlauch wieder nach außen ergoss, wurde mir noch übler, als mir eh schon war. Der Stute ging es schnell wieder besser, mir nicht.

Und nun saß ich am Ende dieses ungewöhnlichen Tages in der Sansibar, genoss den guten Wein und das hervorragende Essen. Doch dann leuchtete mein Handy auf und brummte und brummte: meine langjährige Kundin Frau Wasa.

Achtzig Kilo und liebestoll

Mit Frau Wasa aus der Schweiz verbindet mich ein sehr inniges Verhältnis. Sie besaß den schönsten lackschwarzen Neufundländer in diesem Universum namens Amos. Amos musste ich schließlich vor vielen Jahren erlösen. Er ruht nun unter einem Meer von stahlblauen Hortensien, gebettet auf dem wunderschönen Anwesen der Familie mit weitem Blick über das Sylter Wattenmeer.

Der Nachfolger von Amos ließ nicht lange auf sich warten. Es war ein ebenso schwarzer Plüschbär im Welpenkostüm. Seine Pfoten ließen nur erahnen, welche Ausmaße dieser Kerl einmal erreichen würde, ein Ausbund an Kraft. Als Russ ausgewachsen war, erschien immer zuerst dieser Koloss in der Praxis, am Ende der Leine tauchte dann die zierliche Frau Wasa auf. Sie entwickelte mit der Zeit ein gutes System, ihren starken Jungspund unter Kontrolle zu halten. Wenn ein anderer Hund in Sichtweite kam, versuchte sie, Russ' Leine zügig um einen Laternenpfahl zu wickeln ... Ich dachte immer, das gäbe es nur in Comics. Mitnichten!

Russ wurde übrigens auf den Namen des geliebten Neufundländers eines großen deutschen Komponisten getauft: Richard Wagner. Eigentlich hieß Wagners Russ mit vollem Namen Russumuck und beraubte einmal ein Pfauenmännchen – Herrchens ganzer Stolz – sämtlicher Schwanzfedern. Die steinerne Grabtafel im Garten der Villa Wahnfried, dort, wo der Hund begraben liegt, trägt die Inschrift: «Hier ruht und wacht Wagners Russ.» Theater bis auf die letzten Knochen.

Mit einem Neufundländer holt man sich einen riesigen Teddybär ins Haus, denn nicht selten erreichen sie eine Schulterhöhe von bis zu fünfundsiebzig Zentimetern. Ich stelle mir immer gern vor, wie Herrchen oder Frauchen bei nass-matschigem Wetter und reichlich Herbstlaub mit so einem haarigen Grizzly nach Hause kommt. Bitte, in welcher Waschküche trocknet er, und wie lange?

Die Rasse stammt ursprünglich von der kanadischen Insel Neufundland, und ihre Vertreter sind häufig als Rettungs-, Wach- und Begleithunde im Einsatz. Sie sind so kräftig, dass sie im Wasser ein vollbesetztes Schlauchboot ziehen können. Neufundländer lieben übrigens das Wasser, sie haben sogar Schwimmhäute zwischen ihren Zehen. Diese knuddeligen Bären gelten als ruhig und freundlich. Aggressivität und Scheu kennen sie nicht. Über ihr hartnäckiges Sexualverhalten wird bei Wikipedia allerdings nichts Atemberaubendes berichtet – und ich erfuhr auch erst davon, als mein Telefon läutete.

Ich hatte bis dato wie gesagt einen tollen, unkomplizierten und weinfröhlichen Abend erlebt. Es läutete sehr hartnäckig, nun gut, ich konnte den Anruf nicht ignorieren. Am anderen Ende der Leitung hörte ich eine völlig aufgelöste Frau Wasa, sie musste sich in höchster Not befinden. Ihre Stimme klang panisch: «Frau Petersen, Sie müssen mir helfen, Russ ist liebestoll, er umklammert mich. Ich liege unter dem Küchentisch und mein Hund über mir. Ich brauche Ihre Unterstützung, Sie müssen sofort kommen!» Die Geräuschkulisse des Restaurants erlaubte es mir nicht, zu flüstern. «Wie? Er will Sie begatten? Wie? Sie liegen unterm Tisch?» Um mich herum verstummten augenblicklich die Gespräche.

Frau Wasa erzählte mir nun atemlos, dass sie ein paar Tage auf Reisen gewesen sei, in dieser Zeit hätte sich jemand um

Russ gekümmert. Anscheinend hatte ihn die Rückkehr seines Frauchens so überwältigt, zumal er gerade unter dem Einfluss eines pubertären Hormonüberschusses stand, dass alle seine Liebesglocken eingeschaltet waren. Auf Wolke 7 hatte sich der achtzig Kilo schwere Puschelplüsch nach seiner Einhütung nicht mehr im Griff. Er hatte sich das elegante, zierliche Frauchen geschnappt und es in seinem Liebesrausch umklammert. Auf gut Deutsch: Er versuchte, sie zu besteigen, und beide lagen ineinander verschlungen auf dem teuren Kachelfußboden. Irgendwie gelang Frau Wasa während unseres Telefonats jedoch die Flucht auf den Tisch. Und da saß sie nun, völlig verzweifelt wie Robinson Crusoe auf ihrem «Inseldomizil» und konnte nicht runter, denn unten war ihr sabbernder, sexbesessener Neufundländer.

Gern hätte ich in diesem Moment gelacht, aber das wäre gegenüber Frau Wasa nicht nett gewesen, stattdessen machte ich ihr klar, dass ich keinen Notdienst hätte und wegen meines Glases Wein auch nicht mehr fahrtüchtig sei. Zudem hätte ich kein Narkosegewehr, und bis eine Sedierung wirken würde, hätte er mich auch noch in sein Körbchen geschleppt. Zeitgleich erschienen zu meiner Freude gute Bekannte von Frau Wasa, und ich riet ihr, doch vom Tisch zu steigen, zu versuchen, Russ anzuleinen und ihn zunächst in ein anderes Zimmer zu verbringen. Ihre Bekannten würden ihr sicher bei dieser Unternehmung unter die Arme greifen können. Mit achtzig Kilo sabberndem Widerstand dürfte das ein amüsantes Bild bieten. Gemein, aber ich hatte echtes Kopfkino. Vielleicht wäre auch eine Abkühlung mit einem Eimer kaltem Wasser hilfreich gewesen. Außerdem schlug ich vor, ihr Schlafzimmer hundesicher abzuschließen und im Gästezimmer eine gute Freundin übernachten zu lassen. Man konnte ja nicht wissen, was dem liebessüchtigen «Kerl» noch so alles einfiel.

Kommt Russ in unsere Praxis, ist das Wartezimmer komplett ausgefüllt. Sein Frauchen fällt da am anderen Ende der Leine gar nicht mehr ins Gewicht. Seine Wurmkur beinhaltet satte acht Tabletten, und wenn er Antibiotika braucht, kostet das nicht selten ein kleines Vermögen. In jedes Auto passt der «Kollege» auch nicht.

Ich hoffte an diesem Abend in der Sansibar nur, dass ich ihn nicht kastrieren musste, denn ich sorgte mich um die Stabilität meines OP-Tischs.

Bei dem Gedanken daran musste ich mir gleich noch ein Glas Wein bestellen.

Titus droht zu ersticken – der James-Bond-Luftröhrenschnitt

Ich stand in der Küche und bereitete das Abendbrot vor – endlich Feierabend. Heute war in der Praxis viel los gewesen. Zahnstein bei Hund und Katze in Kurznarkose entfernen, in der Mittagspause Blutabnehmen bei den Rindern auf dem windigen Feld, Tierbesitzer anrufen und Blutergebnisse besprechen: Gute und auch schlechte Nachrichten waren zu überbringen. Während ich Brot schnitt und die hart gekochten Eier meiner Hühner pellte, riss mich das Telefon aus meinen Gedanken. Es war Herr Heider, sein Hund Titus, ein kleiner, zarter, rehbrauner Mischling, hatte sich während des Fressens verschluckt und japste nun nach Luft. Der Hundehalter wurde am Telefon hörbar nervös, er hielt den Hörer vor die Hundenase, damit ich den Ernst der Lage nachvollziehen konnte. Ich «kroch» regelrecht in den Hörer hinein, um etwas von Titus mitzubekommen, und vernahm einen leisen, kaum hörbaren Pfeifton.

Plötzlich fing Herr Heider, ein hoch aufgeschossener, gutaussehender Lockenkopf mit Händen so groß wie Bratpfannen, an zu schreien: «Er wird schon blau!»

Meine Erfahrung sagte mir, dass da bei Titus so gut wie keine Luft mehr durch die Atemwege strömte. Ich rief hastig: «Kommen Sie in die Praxis, und beeilen Sie sich, geben Sie Gas!»

Die Eier schmiss ich zurück in den Topf und das Brot in den sicheren Backofen. Meine Hunde haben nämlich die schlechte

Angewohnheit, alles Essbare vom Tisch zu mopsen. Da ich alle schlitzohrigen Varianten beherberge, vom ausgebufften Straßenhund bis hin zum angeborenen Alleskönner, verschwinden in meiner Küche regelmäßig Paniermehl, Nudeln bis hin zu vollen Toastbrotpackungen. Häufig habe ich das Gefühl, dass sich in meiner Abwesenheit alle fünf Mitbewohner wie die Bremer Stadtmusikanten übereinanderstapeln, wobei mein Ridgeback Akuma das Standbein ist und July, die kleine spanische Schrubberbürste, den Aussichtsturm an der höchsten Stelle bildet. Mit diesem System wurden in früherer Zeit alle Töpfe auf ihren Inhalt begutachtet und an die Kante geangelt, runtergeschmissen, ausgelutscht und lupenrein hinterlassen.

Komme ich nach Hause, weiß ich schon in der ersten Sekunde, ob etwas vorgefallen ist. Rührt sich keiner der Hunde und stecken alle ihre Köpfe tief in ihre Kissen, ohne Blickkontakt und Schwanzwedeln, dann stimmt mit Sicherheit etwas nicht. Besonders lustig ist es, wenn sie das Paniermehl erwischt haben und ins Körbchen schleppen. Dort wird das Mehl in Verbindung mit viel Speichel zu einer klebrigen Paste, die schließlich antrocknet. Alle liegen ohne Regung auf ihrem Platz. Aber einer der Hunde hat dick panierte Barthaare. Noch Fragen? Somit ist der Backofen zu unserem sichersten Aufbewahrungsschrank geworden.

Ich sprang also in meine Turnschuhe und rannte über den Hof zur Praxis, July, meine spanische Straßenhündin, in Windeseile und leicht irritiert hinterher. Ich hatte ein schlechtes Gefühl im Bauch. Vielleicht war der Hund schon erstickt: was erwartete mich?

Im nächsten Moment fuhr aber auch schon Herrchen vor, auf seinen großen Händen der etwa sechs Kilo leichte Titus in Seitenlage, leise röchelnd. Zusammen legten wir ihn vorsichtig auf den Tisch, und langsam geriet ich in Panik, da ich merkte, es ging um Sekunden, es musste augenblicklich gehandelt werden, sonst hatte ich einen toten Hund auf dem Behandlungstisch.

Ich spreizte Titus' Maul, hatte aber zu wenig Licht, sodass ich die Untersuchungslampe am Griff zu mir herunterriss. Das funktionierte aber auch nicht, ich musste den separaten Lichtschalter anknipsen, wodurch kostbare Zeit verloren ging. Titus krampfte auf einmal. Ich nahm ihn an den Hüften, den Kopf nach unten, und schüttelte ihn, schlug ihm kräftig auf den Rücken und drückte die Luftröhre. Nichts passierte, der rehbraune Hund klappte die Augen nach hinten, alles war weiß. Verdammt, er starb mir weg. Das Zahnfleisch wurde blau. Herrchen blieb erstaunlich ruhig und wirkte gefasst.

Ich lief hinüber in den Operationssaal, zerrte eine Schublade auf und holte mein Intubationsbesteck mit integrierter Leuchte heraus. Ich eilte zurück und schaute so tief es ging in Titus' Luftröhre. Da sah ich es: ein Stück Frolic. Es hatte sich in der Luftröhre verkeilt, statt in der Speiseröhre zu landen. Durch die kleine punktförmige Öffnung drang zwar noch minimal Luft, aber eben zu wenig.

Titus bewegte sich nicht mehr. Er lag schlaff auf der schwarzen Gummimatte meines Behandlungstischs. Es war schier unmöglich, das Corpus Delicti mit einer Zange zu umgreifen, es würde nur noch tiefer in den Hals geschoben werden. Ich rannte wieder in den OP, riss die Umhüllung der Skalpellklingen auf und bat Herrn Heider, Titus in Rückenlage zu platzieren, den Hals zu überstrecken und gut festzuhalten. Zunächst wirkte er sehr tapfer und tat wie geheißen – nun stand er unter Schock, und es hatte ihm die Sprache verschlagen. Es war ihm nicht zu verdenken. Hastig ertaste ich den Kehlkopf. Rechts und links, Millimeter neben meinen Fingern, pulsierte die Halsschlagader. Verflixt, bis wohin führte die Schilddrüse? Sie befand sich unterhalb des Kehlkopfs. Es war nicht einmal Zeit zum Rasieren oder Desinfizieren.

Als ich die Luftröhre gefunden hatte, stieß ich mein spitzes Skalpell zwischen zwei der Knorpelspangen und machte einen Querschnitt. Dann ertastete ich das Loch: zu klein, zu klein. Titus zuckte und atmete kaum sichtbar. Ich vergrößerte den Schnitt auf gut anderthalb Zentimeter, immer mit der Gefahr im Nacken, dass ich ein Blutgefäß anschneiden und es zu unkontrollierten Blutungen in der Luftröhre kommen konnte, die in die Lunge flossen. Dann würde er ebenfalls ersticken. Und die Schilddrüse, sie war auch im Weg.

Ich ging nach Gefühl und Intuition vor, schnitt, warf das Skalpell auf den Tisch und bohrte schnell meinen rechten Zeigefinger in die Öffnung. Mit einem energischen Ruck versenkte ich meinen Finger bis zum Anschlag in die feuchte Luftröhre und bemerkte, dass mein Finger exakt den gleichen Durchmesser hatte. Durch den Ruck flog das Leckerli im hohen Bogen durch den Behandlungsraum. Titus krampfte erneut, bäumte sich ein letztes Mal auf, da er durch meinen Finger in der Luftröhre absolut gar keine Luft mehr bekam. Er sackte zusammen.

Mit dem gleichen Ruck zog ich meinen Finger wieder aus dem Atmungsorgan. Kräftig drückte ich Titus' Brustkorb einmal zusammen und pustete ihm in die Nase. Sekunden der Stille. Ich fühlte, wie mir der Schweiß den Rücken runterlief. Dann holte Titus tief Luft.

Ich brach auf meinem Stuhl zusammen. Herrgott, wie konnte man in zwei Minuten nur so fertig sein, sich so ausgelaugt und doch so glücklich fühlen? Titus atmete ruhig und tief ein und aus, seine Augen waren wieder da. Ich erhob mich, schätzte sein Gewicht und schob ihm einen Venenkatheter. Sanft legte ich ihn so in eine Art Kurznarkose. Danach rasierte ich fein säuberlich die Schnittstelle, peinlich drauf bedacht, dass keine Härchen in die offene Wunde gelangten, desinfizierte alles und vernähte erst die Stelle zwischen den Knorpelspangen, dann die Unterhaut und zu guter Letzt die Haut. Anschließend machte ich Titus einen dick gepolsterten Halsverband, versorgte ihn antibiotisch und gab ihm Schmerzmittel. Herrchen fand auch irgendwann die Sprache wieder und war heilfroh, dass sein Hund lebte. «Eigentlich», so bemerkte er, «war das fast der James-Bond-Kugelschreiber-Schnitt.»

Während Titus die Aufwachspritze erhielt, versuchte ich das Chaos aufzuräumen. Fast unvorstellbar, was für ein Durcheinander man in kurzer Zeit anstellen kann.

Eine halbe Stunde später saß Titus mit einem witzigen Halsverband, auf dem Knochen zu sehen waren, im Sprinter auf der Beifahrerseite. Er schaute durch das Fenster in meine Praxis, während Herrchen bezahlte. Ein unvergesslicher Anblick. Wie kurz doch die Spanne zwischen Erde und Himmel, wie kurz doch ein Augenblick sein kann, dachte ich, in dem Besitzer zu Tode betrübt mit einem toten Freund auf dem Arm die Praxis oder mit einem freudigen Lachen neben ihrem Familienmitglied auf dem Beifahrersitz den Hof verlassen.

Titus brachte mir am nächsten Tag einen großen Blumenstrauß vorbei. Es schien, als würde er nun ein wenig Angst vor mir haben. Das war aber nicht so schlimm, Hauptsache, er lebte.

Geht solch eine Rettungsgeschichte gut aus, fühlt man sich ein bisschen wie ein Held. Sie hatte mir wieder einmal gezeigt, dass dieser Beruf nichts für Weicheier ist. Ob Jürgen sich in meiner Gegenwart sicherer fühlt, falls ihm mal eine Nuss im Hals stecken bleibt, oder ob er ab und an Bedenken hat, ich könnte voreilig zur Tat schreiten – ich bin mir da nicht sicher. Jedenfalls steht eines fest: In meiner Gegenwart stirbt es sich wesentlich schlechter.

Hört die Tierliebe bei Mäusen auf?

Morgens habe ich das immer gleiche Ritual. Sobald ich die Augen aufschlage, hält es mich nicht mehr lange im Bett. Ich kann partout nicht verstehen, wie man gelassen mit einer Tasse Kaffee im Bett herumlungern kann. Bei mir kribbeln die Füße, ich muss in die Senkrechte. Im Nachthemd und barfuß gehe ich die Holztreppe mit den runden, handgefertigten Handläufen hinunter, öffne die Schiebetür zur Küche und dem Kaminzimmer. Lautes Hundegähnen ist zu hören, überall unter den Kissen und Deckenburgen wackeln kleine Schwanzspitzen und winken fröhlich in die Runde. Ich liebe das. Kleine und große Füßchen spreizen sich bei dem, dessen Namen ich mit quietschiger Stimme leise vor mich hin säusele. Da ist es wieder – mein großes Glück.

Ich gehe zur Haustür, mit mir nur Iks: Unser Terrier hat eine schwache Blase und hüpft wie ein Flummi an der Tür hoch, während ich den Schlüssel umdrehe. Die anderen sind nicht im Geringsten dazu zu bewegen, auch nur einen Zentimeter vor die Tür zu gehen. Nicht vor zehn, und schon gar nicht, wenn es regnet. Und absolut nicht, wenn man Akuma heißt.

Barfuß schlüpfe ich, selbst im Winter, in meine gefütterten Gummistiefel und in meinen Mantel und freue mich darauf, zum Briefkasten zu huschen, um meine Zeitung zu holen. Wenn dann noch der Duft von frisch gemahlenem Kaffee durch die Küche zieht, freue ich mich über diese kleine Zeit, die ausschließlich mir gehört, da die Insel noch schläft.

Ich lese in Ruhe Zeitung, dann werfe ich die Kuchenreste der letzten Tage, zwei schrumpelige Bio-Äpfel und ein paar Möhren in meinen Thermomix und schreddere alles vier Sekunden durch.

Sämtliche Gemüsereste, altes Brot, Hüttenkäse, Kekse, Mais oder was auch immer nicht mehr benötigt oder verzehrt wird, bekommen meine Hühner. Es darf natürlich kein verschimmeltes Futter dabei sein, auch keine rohen Kartoffelschalen und kein blähender Kohl, zumindest nicht viel. Hühner freuen sich über so ziemlich alles. Leider hat sich die Anzahl meiner Hähne rasant vermehrt. Zurzeit sind es neun an der Zahl. Noch im Dunkeln hört man sie aus voller Kehle aus dem geschlossenen Stall krähen.

Auch an diesem Morgen. «Jungs, nicht einmal die Dämmerung hat eingesetzt, es ist noch stockdunkel – was in aller Welt bewegt euch Kerle, mit gefühlten 300 Dezibel durch die Nacht zu schreien?» Jedes Mal kann ich es nicht fassen.

Jürgen, mein Lebensgefährte, der mich einmal zur Fütterung begleitete, ließ sich zu der Bemerkung hinreißen, ich solle sie doch bei Freunden im Restaurant abgeben. Die würden sie gern als Hühnerfrikassee zubereiten. Ich verdrehte die Augen und warf ihm leere Maisdosen und Futterschaufeln nach, bis er breit grinsend hinterm Haus verschwand. «Dann brate ich deine besten Renntauben», rief ich ihm nach. «Und aus den Kois mache ich bestes Sushi, so!»

Männer verstehen uns tierliebende Frauen manchmal nicht. Eigentlich sind sie nur neidisch, wenn sich abends unsere Hunde in meine Kniekehlen legen und sanft gekrault werden wollen.

Und tierliebend bin ich wirklich. Einmal hatte ich eine ganz gewöhnliche Maus in Behandlung. Sie wurde von einem kleinen rothaarigen Mädchen heiß geliebt. Das Mäuschen hatte einen Herzklappenfehler, es hing bei der Diagnose mit seinem kleinen dicken Körper über meinem Stethoskop. Natürlich gab ich mir die gleiche Mühe wie bei einem Meerschweinchen, einem Kaninchen oder einem Degu, einer Nagetierart, die ursprünglich aus Chile stammt. Es war der gleiche Zeitaufwand und wurde wie bei jedem anderen Heimtier abgerechnet.

Pelle, die Maus, wurde dann aber älter und älter, und irgendwann bekam sie ein flüssiges Herzmedikament. Ein bisschen mit der Hoffnung, dass Pelle sanft in seinen Mäusehimmel fliegen würde. Die Maus fand das Herzmedikament jedoch klasse und dachte nicht ans Sterben. Im Gegenteil, jetzt ging die Pumpe erst richtig los. Trotz allem war Pelle des Öfteren ein Notdienst-Patient. Und langsam begann ich mich zu fragen, wie weit man sein privates Leben für eine Maus opfern sollte. Auf der einen Seite bekämpft man sie im Hühner- und Pferdestall, weil sie alles an- und auffressen, und in der Praxis gibt man sein Bestes, damit die kleine Besitzerin sie beobachten kann, Verantwortung für ein Lebewesen übernimmt und es lieben, hegen und pflegen lernt. Nicht ganz unwichtige Erfahrungen.

Mein Exmann, der ebenfalls einen landwirtschaftlichen Betrieb führt, war damals so genervt durch die nächtlichen Anrufe wegen Pelle, dass er es für einen Witz hielt, als ich ihm kleinlaut beichtete, bei meinem Patienten handele es sich um eine Maus. Er rief mir hinterher: «Die sollen sie bei uns in den Briefkasten schmeißen, du schläferst sie morgen ein.»

Das Ende vom Lied jedenfalls war, dass Pelle das Herzmedikament nach wie vor hervorragend vertrug und fröhlich und munter zwei weitere Jahre lebte. Nur gut, dass es damals noch keine Herzschrittmacher in Miniversion gab – auch heute ist das bislang nicht der Fall.

Nicht nur die Hähne krähen, auch meine Hühner hämmern schon laut schreiend an die Stalltür. Ja, Hühner können die Uhr lesen, ich schwöre es. Sie drücken sich ihre Schnäbel am Plexiglas platt, einige springen sogar dagegen, unmöglich! Öffne ich das Tor, purzeln sie wild schimpfend übereinander aus dem Stall, manche kopfüber, als würde es hinter ihnen brennen. Ähnlich wie damals im Sommerschlussverkauf bei Karstadt oder wenn im Supermarkt eine neue Kasse aufmacht. Ich sag's ja, man braucht nicht weit zu schauen ...

Ein Hahn in meiner Gruppe ist sehr aggressiv. Dieser «Braten» hat mir bislang viele blutige Stellen ins Bein gehackt. Männer schütteln den Kopf über ihn und fragen sich, warum ich den Burschen nicht zum Grillen abgebe (oder fürs Hühnerfrikassee). Nun, ich denke, jeder Hahn will seine Hennen beschützen, und ich habe da aus Versehen ein besonders mutiges Exemplar erwischt. Ein paarmal hatte ich ihn sogar an der Gurgel gepackt, und es hätte nicht viel gefehlt, dann wäre «Mr. Hackepeter» im Kochtopf gelandet, aber genau das, was mich daran hinderte, hat mich letztlich Tierärztin werden lassen. Ich rette Leben, auch wenn es manchmal sehr schräge Leben sind.

Ich verteile nun das Geschredderte, Mais, mein eingeweichtes Brot und reichlich Salat, ich sammle die Eier ein, bringe sie in die Küche, dusche, ziehe mich an und mache mich auf den Weg zur Praxis.

July, meine kleine Spanierin, ist mittlerweile wach und saust in einem Affenzahn mit mir mit. Jeden Morgen bekommt sie von der Tierarzthelferin Sabrina einen weichen Hundekeks, anschließend schmeißt sie sich in Louises Luxuskörbchen. Louise war einst eine reizende Französische Bulldogge, die heftige epileptische Anfälle hatte. Wir mussten sie schweren Herzens gehen lassen. Ihr weiches Designerkörbchen wusch ich und behielt es. Als ich mit meinen rotarischen Freunden in Wien zu Besuch war, kaufte ich auf einem Flohmarkt einen alten Druck einer Französischen Bulldogge. Sie hat exakt die gleiche Gesichtszeichnung wie Louise. Das Bild hängt bei uns im Röntgenraum und erinnert so an diese wundervolle Hündin, genau dort, wo jetzt July schläft und wir viele Hunde durchleuchteten. In der Praxis hängen noch viele andere Bilder; betrachte ich sie, sehe ich in bekannte Gesichter, sehe Altes und Gewohntes und kann für den Bruchteil einer Sekunde in Erinnerungen schwelgen. Oft weiß ich noch genau, wie dieser verstorbene Hund oder jene Katze gerochen hat, wie lustig seine oder ihre Mimik war, wie nach der Impfung zu meiner Keksdose geschielt wurde oder wie die Zähne beim Krallenschneiden gezeigt wurden. Ich brauche diese Erinnerungen, damit ich mir noch mehr Mühe gebe und mehr Tiere noch länger leben. Johann Wolfgang von Goethe sagte einmal: «Es ist nicht genug zu wissen, man muss auch anwenden. Es ist nicht genug zu wollen, man muss auch tun.»

Mit diesen Vorsätzen gehe ich an meine Arbeit.

Ein Schaf mit Schlaganfall und eine süße Überraschung

Wie jedes Jahr begann Ende Februar, Anfang März die Lammzeit. Immer dann, wenn die Osterglocken und die gelben Narzissen im sonst noch braunen Garten ihre Köpfchen aus der Erde stecken, erblicken Hunderte von Lämmchen das Licht der Welt.

Wenn ich von dieser Zeit spreche, dann höre ich das Meckern von unzähligen Schafkindern, dann durchzieht der Geruch von Heulage den Stall, Bella, Whity und Luna, die Border Collies auf unserem Hof, liegen in Habachtstellung im Stroh. Ihre intelligenten Augen nehmen jede noch so kleine Regung wahr. Was in dieser Hunderasse genetisch verankert ist, ist unvorstellbar. Nicht selten blutet mir das Herz, wenn ich solche Arbeitsrassen in Großstädten zwischen den Abgasen von Bussen sehe und an der kurzen Leine zwischen Kaufhäusern und Modegeschäften, sind diese Hunde doch viel zu schlau, um eine Leine zu tragen, ohne eine Aufgabe für ihr hochsensibles Gehirn. Umso schöner ist es, sie hier bei der Arbeit zu sehen.

Eines meiner schönsten Erlebnisse in diesem Zusammenhang hatte ich mit der alten und erfahrenen Borderhündin Bella. Sie gehörte zu Opa Johns Hof. Ihr graues Gesicht mit den mürrischen Gesichtszügen war herrlich. Einmal verlor ein neugeborenes Lamm den Anschluss, geriet in Panik und rannte ängstlich in die falsche Richtung. Bella überschaute in Sekundenschnelle die Situation und sprintete los. Ich holte schon Luft, weil ich dachte, dass sie das Kleine eventuell zwicken könnte, um es auf den richtigen Pfad zu bringen. Was sie dann tat, berührt meine Seele noch heute. Sie bremste vor dem Lamm ab, drückte ihren Kopf an das Lämmchen und bog den Hals des verängstigten Tiers in die Richtung seiner Herde. Bella schob es regelrecht mit ihrem Kopf, ohne dem kleinen Wesen auch nur ein Haar zu krümmen. Erwachsene, ausgefuchste Schafe wurden von ihr deutlicher gemaßregelt. Da wurde auch ordentlich gezwickt, wenn nötig. Wie gut sie das unterscheiden konnte – sagenhaft. Es ist so wichtig, sich die Sensibilität für solche Erlebnisse zu bewahren, sie wahrzunehmen und zu erkennen.

Die Tragezeit beträgt bei Schafen etwa fünf Monate, also gut 150 Tage. Oft fragt man sich, wieso Schafe so große bunte Farbtupfer auf ihrem Hintern haben. Hier die Auflösung: Der Deckbock oder die Deckböcke bekommen ein sogenanntes Deckkissen umgeschnallt, sozusagen einen Rucksack auf der Brust. Dieser hat für die erste Woche die Farbe Rot, in der darauffolgenden Woche die Farbe Blau und in der dritten Woche die Farbe Gelb. Bei Hunderten von Mutterschafen weiß der Bauer daher, welche Schafe zuerst lammen, nämlich die aus der ersten Woche, als der besagte Zuchtbock den roten Brustrucksack trug und den Damen ein rotes Hinterteil verpasste. Und nur diese holt der Schafzüchter in die Ställe, weil sie als Erste gedeckt wurden und somit als Erste lammen. Die Woche darauf ist der Ablammstall frei, und die «Blauen» müssten lammen. Da nie alle weiblichen Tiere zur selben Zeit brünstig, also empfängnisbereit sind, werden nie alle rot sein. Ein recht einfaches, aber gut durchdachtes System.

In den Hallen, in denen die Lämmer zur Welt kommen, sind große Laufboxen aufgebaut, dick mit Stroh eingestreut, und zusätzlich viele Einzelboxen, in denen sich Mutter und Kind erst einmal aneinander gewöhnen können. Später kommen sie in die großen Laufställe zurück, in den Kindergarten, und hier ist richtig was los. Dieses quirlige Treiben zaubert mir Jahr für Jahr ein breites Grinsen ins Gesicht. Irgendeine Mutter muss sich erbarmen und wird als Absprungschanze genutzt, während sie geduldig wiederkäut.

Es ist erstaunlich zu beobachten, mit welcher Geduld Mütter jeder Tierart ihre Sprösslinge großziehen. Bei meinen Pferden merke ich, dass sie nach sechs Monaten wirklich froh sind, wenn sie den quengeligen Plagegeist von ihren Eutern weg haben.

Die Stuten nehmen nach dem Absetzen der Fohlen deutlich an Gewicht zu, und nach zwei bis drei Wochen sehen sie besser aus denn je. War das bei mir auch so? Meine zwei Jungs hatten das seltene Glück, zwischen diesem Zusammenspiel von Landwirtschaft und Tierwelt groß zu werden. Opa John brachte ihnen schon früh bei, verwaisten Lämmern die Flasche zu geben, sie zwischen ihre Beinchen zu klemmen, mit einer Hand das Kinn zu stützen und nach oben zu richten, damit der Nuckel denselben Winkel hat wie das Euter. Sie lernten zu erkennen, wenn ein Mutterschaf unruhig wird und ab wann man eingreifen sollte, um Geburtshilfe zu leisten. Ihnen wurde auch gezeigt, wie bei einer Fehllage die Vorderbeinchen vorgezogen werden und gleichzeitig das Abknicken des Kopfes verhindert wird. Dann wird vorsichtig an den glitschigen Beinen gezogen, während die andere Hand in kreisenden Bewegungen die Scheide sanft dehnt, damit das Köpfchen auch mit hinausbefördert wird. Danach muss der Schleim über Mund und Nase entfernt werden.

Lämmer, die als Einzelkinder zur Welt kommen, nennt

man «Eilämmer». Oft werden Zwillinge geboren, aber auch Drillinge sind kein Einzelfall. Dann lässt man die Mutter das Kleine ablecken und gibt ihnen Zeit, sich füreinander zu erwärmen. Kurz nach der Geburt wird noch der Nabel mit Jod desinfiziert, damit es zu keiner bakteriellen Nabelinfektion kommt, danach beziehen beide ihre Einzelbox.

Unter diesen vielen Müttern gibt es auch solche, die völlig überfordert sind, und jene, die ihr Kind überhaupt nicht akzeptieren. Bei einer Totgeburt versuchen wir dann den Geburtsschleim über ein verwaistes Lamm zu schmieren, in der stillen Hoffnung, dass die Mutter es annimmt. So ist keiner von beiden alleine. Meistens klappt auch das.

Manchmal ertappe ich mich bei dem Gedanken, was ist, wenn meine Jungs später einmal Vater werden. Sie sind aufgrund ihrer Kindheitserlebnisse sicherlich gut im Kreißsaal unter Kontrolle zu halten. Seit Jimmy und Henry laufen konnten, füllten sie im Stall mit den Lämmern die Eimer mit Wasser, verteilten Heu, Schrot und Hafer in die Krippen. Sie erfuhren, wenn Tiere die Geburt nicht überlebten, tot geboren wurden oder lebensschwach zur Welt kamen und mit Rotlicht und mit der Flasche gepäppelt und umsorgt werden mussten. Auch war es nötig, mal einen leblosen Körper aus der Box zu holen und den traurigen Blick der Mutter zu ertragen. Denn das gehört zu unserem Leben dazu.

Die beiden wissen, wie schnell Unachtsamkeit in der Haltung und Pflege zu Lasten der Gesundheit geht. Sie arbeiten mit richtigen Arbeitshunden zusammen und pflegen zu ihnen eine tiefe Freundschaft. Sie verfügen über Kenntnisse, wie Tiere in Freilandhaltung geboren werden und wie wichtig es ist, dass eine Mutterkuh ihr Kalb auch nach der Geburt behalten darf. Sie stellen in bitterer Kälte auf den Feldern Gatter auf und versorgen schwache Kälber mit der Flasche, damit Mutter und Kalb eine erste Bindung finden, die auch hier manchmal nicht so ausgeprägt sein kann. Ihnen ist bewusst, dass billiges Discounter-Fleisch nicht aus guter Haltung kommen kann, sie haben Achtung vor der Natur und behalten deren Gleichgewicht im Blick. Diese Weitsicht, sich im Einklang mit der Natur zu bewegen, ist das Ziel unserer Erziehung gewesen und trägt bis heute – wie ich finde – gute Früchte. Ich denke, dass diese einzigartigen Erfahrungen sie zu bodenständigen jungen Männern machen, die unsere Welt so sehr braucht.

Eines Morgens rief mich Opa John, mein Ex-Schwiegervater, an und meinte, dass ein älteres Schaf wohl erlöst werden müsse, es könne nicht stehen und falle zur Seite. Es war eine Heidschnucke, eine zierliche Schafrasse, die insbesondere zur Heide- und Landschaftspflege gehalten wird. Die Heidschnucke lag draußen vor den Einzelboxen im Stroh. Ihre Augen waren nach hinten verdreht, ich diagnostizierte einen Nystagmus, was bedeutet, dass ihre Augäpfel im gleichen Takt immer von rechts nach links kreisten. Und ihre untere Kauleiste war auch nicht mehr die jüngste. Wiederkäuer haben oben keine Schneidezähne, nur unten. Mit ihrer Kauplatte können sie aber erstaunlich gut Gras abrupfen.

Irgendetwas hielt mich trotz des bedauerlichen Zustands davon ab, dieses Geschöpf zu erlösen. Heute, nach zwanzig Jahren, weiß ich, dass mein Instinkt und meine langjährige Erfahrung eine gute Symbiose bilden, um abschätzen zu können, dass da eventuell noch was geht. Solange ich ermessen kann, dass das Tier keine unerträglichen Schmerzen leidet, ist es immer einen Versuch wert.

Ich gab ihr eine glukosereiche Infusion mit Vitaminen und

einen Durchblutungsförderer für Hunde. Da Heidschnucken als «lebensmittelliefernde Tiere» und landwirtschaftliche Nutztiere gelten, darf ich als Tierärztin nur die dafür vorgesehenen Medikamente verabreichen. In Notfällen muss ich das genau dokumentieren. Wir hatten hier einen Notfall, ein älteres Tier war sogar in großer Not.

Am nächsten Tag verschwand das Augenflackern, Opa John schmunzelte über meine unermüdlichen tierärztlichen Versuche. Ich probierte alles, was meine Auto-Apotheke so hergab. Immer wieder lehnte ich die Heidschnucke gegen den Holzzaun, füllte die Wasserschüssel und flößte ihr ein verdauungsförderndes Pulver, ein sogenanntes Pansenstimulans, mit der Spritze ins Mäulchen. Immer wieder fiel sie vornüber ins Heu, sie hatte nichts unter Kontrolle. Tags drauf stand sie auf ihren wackeligen Stöckelbeinen, leicht schwankend wie mit zwei Promille, die Augen noch leicht in entgegengesetzte Richtungen verdreht – aber sie stand.

Ihr Zustand besserte sich täglich. Ich glaube bis heute, dass die Hundetabletten den Durchbruch brachten. Eine Woche später brachten wir die «Dame» auf die Haustenne. Wir hatten Bedenken, dass sie auf dem Deich nicht gut genug unter Beobachtung war. Sie war aber stabil, stand sicher auf ihren Streichholzbeinchen, und ihre weißen Löckchen richteten sich wieder auf.

Als ich nach zwei Wochen abermals über den Hof fuhr, schaute ich nach der Heidschnucke. Gut, dass ich sie nicht eingeschläfert hatte. Sie wird, so dachte ich, in diesem Alter zwar keinen Nutzen mehr haben, aber sie kostet auf der Fenne auch kein Geld. Ich wollte gerade auf die Straße abbiegen, als ich noch einmal zu ihr schaute. Da war etwas Weißes unter ihrem Bauch. Meine Augen formten sich zu Schlitzen. Auf einmal stolzierte ein minikleines Lämmchen mit weißen Löckchen und noch dünneren Streichholzbeinchen um seine Mutter herum und schaute aufrichtig und stolz in meine Richtung. Das konnte doch nicht wahr sein! Ich haute vor Freude aufs Lenkrad meines Land Rovers. Das sind die Momente in meinem Leben, in denen ich mich selbst küssen könnte. Mein Instinkt hatte mich doch gut geleitet. Warum hatte ich sie nicht erlöst, was hatte mich daran gehindert? Ich ertappte mich, wie ich ein bisschen ins Esoterische abglitt. «Mütter fühlen das.» Oder: «Geh nach deinem Bauchgefühl.» Oder: «Jeder sollte eine Chance bekommen.»

Ich freute mich sehr über diesen herrlichen Moment. Ich schaltete das Radio ein, es lief gerade Sting, «Fields of Gold». Da ich am geschlossenen Bahnübergang stand, sang ich lauthals mit. Der noch frische Frühlingswind wehte durch meinen Jeep, und fünf Autos weiter vorne konnten sie mich sicher noch singen hören.

Auf Sylt isst Hund nur Trüffel

Ich hatte einmal einen Freund, der als Krankenpfleger in der Anästhesie in einer Sylter Klinik arbeitete. Er erzählte mir gern, welche merkwürdigen Fremdkörper aus Menschen herausgeholt wurden, aus welchen Körperöffnungen auch immer. Auf der Fensterbank des Krankenhauses reihten sich Schlümpfe, Glasflaschen oder Legosteine – das war aber rein gar nichts im Vergleich zu dem, was ein Tierarzt während seiner Laufbahn so alles ans Tageslicht befördert. Es beginnt meistens um die Vorweihnachtszeit: ganze Weihnachtsmänner aus Schokolade oder komplette Mon-Chéri-Packungen verschwinden in Hundemägen – oder zu Neujahr zehn gefüllte Berliner.

Auf Sylt läuft das dann so ab: Das Notdiensttelefon klingelt anhaltend. Am Ende der Leitung ein erstaunlicherweise abgehärteter, in sich ruhender Österreicher mit Wiener Akzent. Er sagt: «Ja, pfiat di, is da der Doktor? Meine Balara hat mal eben mein komplettes Trüffelsortiment aufgefressen, die ganzen Champagnerpralinen sind nicht aufzufinden. Schiach ist des. Was machen wir denn da?»

Oder eine aufgeregte Pferdebesitzerin, die in ihrem Wintermantel große, gepresste Karottenleckerlis, aber auch ihren XL-Tampon verstaut hatte. Da ihre Hände in dicken Winterhandschuhen steckten, bemerkte sie den Unterschied zu spät, und zack war der Tampon weg – mit Faden. Nun haben wir leider an der Uni nicht gelernt, wie ein Tierarzt in solch außergewöhnlichen Fällen vorgeht und ob es sinnvoll ist, sich eine Grubenlampe aufzusetzen, in den Rachen zu springen und das

Bändchen zu suchen. Das Pferd gleich aufzuschneiden, wäre auch nicht sinnvoll, und ein Endoskop war zu diesem Zeitpunkt nicht auf der Insel. Also: abwarten, Pferdeäpfel durchforsten und hoffen, dass der Darm den Tampon nicht mag und wieder hinten ausspuckt. So war es dann auch.

Ein anderes Mal erschien die Schuldirektorin meines Jüngsten. Frau Glöckner, zierlich, elegant, stets im modischen Kostüm unterwegs, besitzt einen sehr mächtigen Rhodesian-Ridgeback-Rüden, einen sogenannten Löwenhund, namens Juri. Frau «Glöcki», wie sie von allen Schülern genannt wurde, verriet mir, dass sie für ihre Enkel liebevoll einen Adventskalender gebastelt und hinter jede Tür als besondere Überraschung Zwei-Euro-Münzen geklebt habe. Nun hatte Juri aber alle vierundzwanzig Türchen aufgefressen, ratzeputz. Beim Röntgen mussten wir alle herzhaft lachen, überall war Geld zu sehen. Der Magen war voll davon. Juri bekam von mir eine «Kotzspritze», und zehn Minuten später war der Hund um einiges billiger als vorher. Die Geldstücke, die bereits im Darm waren, wurden am nächsten Tag wie bei einem Dukatenesel im hohen Bogen ausgeschietert.

Das Schrecklichste nach einer Spuckspritze ist, dass wir mit Holzlöffeln im Erbrochenen herumstochern müssen. Wie gesagt: Nur Hündchen streicheln gibt es in diesem Beruf nicht. Meine Tierarzthelferin Sabrina, eine attraktive, mit großen Tattoos geschmückte Blondine, stets gut gelaunt, schlenderte während des schrecklichen Würgens grinsend im Praxisflur vorbei und murmelte im Vorbeigehen: «Das Leben ist hart an der Küste.»

Eines Morgens um neun tauchte eine nette Familie bei mir in der Praxis auf. Ihr Labradorwelpe, gerade vom Züchter abgeholt, war etwas über drei Monate alt und sah sehr dürr und elendig aus. Sie zeigten mir ein Halsband mit Kunststoff-Klickverschluss, er hatte es in der Nacht erbrochen. Der Welpe brachte gerade mal drei Kilogramm auf die Waage, und eine normale Hauskatze wiegt etwa vier Kilogramm. Ich tastete seinen Bauch ab und fühlte durch die Bauchdecke einen harten Gegenstand. Es war der gleiche Klickverschluss, wie er vor mir auf dem Tisch lag. Dieser war jedoch schon zu weit im Darm.

Da der Welpe nach einer gründlichen Untersuchung nicht aussah, als hätte er einen Darmverschluss, und meine Erfahrung mir sagte, dass sich das Halsband bereits im Dickdarm befand, warteten wir ab. Am nächsten Tag kam ein weiteres Halsband hinten heraus, ein drittes wurde erbrochen. Ein Anruf bei den Züchtern brachte Klarheit: Drei Welpenhalsbänder galten schon als vermisst. Mir fehlten die Worte. Und es bestätigte sich, was ich schon vermutet hatte: Oft kommen viele Gegenstände auch ohne voreilige Operation wieder heraus, man muss das Tier nur gut unter Beobachtung haben. Von dem Tag an wuchs der Kleine rasant, nahm zu, und sein Fell glänzte.

In unserem Sammelsurium beherbergen wir ein Kabinett der unterschiedlichsten Dinge, die so groß und ungewöhnlich sind, dass man sich wirklich fragt, wie ein Tier es herunterwürgen kann. Wurfkongs, Kaschmirhandschuhe, abgenagte Maiskolben von feucht-fröhlichen Grillabenden, die im Röntgenbild wie Lockenwickler aussahen und zu einem wirklichen Darmverschluss führten. Angelhaken, die im Augenlid feststeckten, Karabinerhaken, die sich in der Zunge verklemmt hatten. Es gab auch Hunde, die die gesamte Monatsration einer Pillenpackung aufgefressen hatten. Es ist schon erstaunlich, welche Medikamente bei manchen Menschen so ungesichert herumstehen.

Die Liste der Katastrophen ist lang. Der Rekord lag bei einem verschluckten Gummihuhn, das fast vier Wochen im Magen lag, ohne große Symptomatik, bis es dann in relativ gutem Zustand vorne heraus wieder das Licht der Welt erblickte und in den darauffolgenden Tagen abermals als Wurfgeschoss über den Sylter Strand flog. Man benutzte es erneut, das gute Ding, und lernte nichts daraus. Verbandstoffe stehen auch ziemlich weit oben auf der Hitliste, dicht gefolgt von Weintrauben und Kondomen.

An einem Adventsabend fand ein junges Pärchen den Weg in meine Praxis. Ihr Kater hatte ein Geschenkband verschluckt, welches noch gut zehn Zentimeter aus seinem Maul heraushing. Man würde meinen, dass man einfach nur dran ziehen müsste. Weit gefehlt. Da ging nichts vor und nichts zurück. Letztendlich musste ich das arme Tier in Narkose legen, den Magen aufschneiden und zusätzlich an zwei Stellen den Dünndarm öffnen. Da schaut selbst eine erfahrene Tierärztin komisch aus der Wäsche, wenn so ein lächerliches Band nicht vor und nicht zurück will. Das Geschenkband hatte sich aufgefädelt, und es war unmöglich, es herauszuholen, selbst als der Magen eröffnet war. Gott sei Dank haben Katzen sieben Leben, und der Gute war ein paar Tage später wieder fit für die Mäusejagd – und die Mäuse, die er fraß, kamen leider nicht als Geschenk verpackt wieder zum Vorschein.

Welpen lassen sich viele Dummheiten einfallen. Sie fressen wirklich alles. Wenn ich zu verstehen gebe, dass man einen so unerfahrenen jungen Welpen nie unbeaufsichtigt am Strand lassen sollte, ernte ich oft verdutzte Gesichter. «Ja? Echt? Wieso? Der weiß schon selbst, wann Schluss ist.» Aha.

«Nein, das weiß er eben nicht, sonst könnte er auch Auto

fahren», erwidere ich dann immer. Dann erkläre ich, dass Welpen wie Babys sind. Wir schauen unseren Kleinstkindern ja auch nicht fröhlich dabei zu, wenn sie sich im Sandkasten ein halbes Kilo Sand, Seealgen oder Muscheln in den Rachen schaufeln. Nein! Dem Bauch tut das nämlich gar nicht gut, und Babys lassen sich bekanntlich auch ganz schlecht operieren.

Ein großer, mächtiger Mann aus Düsseldorf mit Goldkette und auffälligem Sportwagen war solch ein Kandidat; er tauchte eines Abends in der Praxis auf, ich hatte Notdienst. Sein zwölf Wochen alter Chihuahua-Welpe mit einem Körpergewicht von federleichten 900 Gramm (ein gut genährtes Meerschweinchen wiegt etwa das Gleiche) war randvoll mit Sand. Das Röntgenbild hatte Seltenheitswert. Der Hund war praktisch den ganzen Tag hinterm Strandkorb sich selbst überlassen worden.

Diesen zuckersüßen Welpen mussten wir dann per Notoperation retten – was mit hoher Wahrscheinlichkeit auch mal schief ausgehen kann. Mit viel Infusion und Medikamenten und einer – aus meiner Sicht – recht strengen Ansage verschwand der Herr mit seinem Hund wie ein Blitz und wollte am nächsten Morgen gleich nach Düsseldorf aufbrechen, da sein Urlaub zu Ende war. Gern hätte ich gewusst, wie es dem kleinen Wurm danach ergangen ist, aber trotz des nächtlichen Rettungsversuchs hörten wir keinen Ton mehr. Ich vermute, dass alles gut gegangen war. Wäre es nicht so, hätte ich sicher per Anwalt davon erfahren, weil man die Schuld gern dem Tierarzt gibt, schließlich hat der wohl nicht alles aufgefahren, was zur Rettung des sandverstopften Minihunds nötig gewesen wäre.

Aber auch Inselhunde erwischt es mal. Der liebe kleine Kalli, eine junge schwarze Französische Bulldogge, war so ein Inselkind und Allesfresser. Herrchen kam aufgeregt in meine volle Sprechstunde. Ein Poster sei von der Wand geflogen, meinte er, und die Stecknadel mit dem grünen Köpfchen sei auf einmal weg. Ein Röntgenbild schaffte auch hier Klarheit. Die Stecknadel lag (noch) friedlich im Magen. Kalli wurde schlafen gelegt, rasiert und desinfiziert, intubiert und operiert. Ich dachte während der OP, ich könnte das Loch im Magen möglichst klein halten, indem ich die Stecknadel durch die Magenwand ertaste und dann diese durchbohre. Die Magenwand ist aber extrem dick und derb, der Versuch misslang. Also Schnitt, Finger rein in den Brei und raus das Ding. Magen zu, Kalli zu und ab auf die Station, die für solche Fälle mit kleinen Ruhekäfigen in einem abgelegenen Raum ausgestattet ist. Der Kleine machte alles gut mit, und nach einem Tag Karenzzeit durfte er auch wieder vorsichtig etwas Schonkost bekommen.

Den Rekord im Stibitzen von Weintrauben hielt jedoch eine Französische Bulldogge namens Humphrey, die in ihrer Gefräßigkeit auch vor Obst nicht innehielt. Weintrauben können nämlich ab einer gewissen Menge für einen Hund gefährlich werden. Nach der gemeinen Spuckspritze türmten sich gut anderthalb Kilo dieser glitschig-grünlichen Frucht auf unserem Behandlungstisch. Unfassbar, was in einen kleinen Hund alles reinpasst. Es passt aber auch erstaunlich viel in einen großen Hund.

Am Anfang meiner tierärztlichen Tätigkeit kam ein Arzt im Ruhestand mit seinem Auto vor meine Praxis gerauscht, im Kofferraum einen ziemlich erschöpften, elend dreinschauenden runden Flat Coated Retriever. Montys Bauch war prall wie ein Ballon, und er sah mich mit dunklen Kulleraugen an. Sofort erhärtete sich der Verdacht einer gefährlichen Magendrehung. In solchen Fällen verlagert sich der Magen in eine unnatürliche, durch eine Aufgasung ausgelöste Position. Im

Röntgenbild erschien der Magen zwar weit über das normale Maß hinaus gebläht, aber wir sahen keine Umschlagblase am Mageneingang, üblicherweise ein wichtiger Hinweis auf eine Magentorsion. Das Merkwürdige war, dass wir eine homogene, fluffige Struktur im gesamten Magen sehen konnten, als wenn der Hund eine Kissenfüllung aufgefuttert hätte. Nach langem Nachfragen fiel dem Besitzer ein, dass die trockenen Rübenschnitzel für sein Pferd in einem Zwanzig-Kilogramm-Sack im Kofferraum lägen. Und wo sitzt in der Regel der Hund? Im Kofferraum! Das passte zu unserem Röntgenbild.

Der Retriever versuchte zu erbrechen, aber es kam nichts heraus. Wenn diese aufgequollene Pampe zu wenig Feuchtigkeit besitzt, kann ein Hund sie unmöglich ausspeien, sie verstopft den kleinen Magenausgang. Und so war es auch in diesem Fall. Die Masse war zu fest geworden, da sie allen Magensaft aufgesogen hatte. Rübenschnitzel sind klein gehäckselte Stückchen von Rüben, die den Pferden, die ein wenig mehr Energie benötigen oder an Gewicht zunehmen müssen, als zusätzliche Nahrungsquelle dienen. Diese Schnitzel werden in kleinen Mengen zwölf Stunden lang in viel Wasser eingeweicht, da sie ein enormes Quellvermögen besitzen.

Monty hatte im Kofferraum wohl eine Menge Spaß gehabt und einen Riesenappetit verspürt. Er verleibte sich eine unfassbar große Menge solcher trockener Rübenschnitzel ein und quoll von Minute zu Minute mehr auf. Wie ein hochträchtiges Weibchen schlich er mit hängendem Kopf zum OP-Vorbereitungsraum. Eine Braunüle, ein peripherer Venenkatheter, wurde in sein rechtes Bein geschoben und befestigt. Geduldig ließ er alles über sich ergehen – fast unfähig, sich noch zu bewegen. Als das Narkosemittel anfing zu wirken und er auf der Seite lag, wurde das Ausmaß des riesigen Bauchumfangs sichtbar.

Nachdem wir ihn intubiert hatten, die Wärmematte, die dazu dient, den Kreislauf zu stabilisieren, angenehm warm war und die Infusion lief, machten wir uns daran, den Bauch und dann den Magen zu öffnen. Der Geruch warmer Rübenschnitzel waberte durch die sterile Luft im OP-Raum, und Monty lag da wie eine gefüllte Paprikaschote. Der Eimer links neben mir füllte sich, Kelle um Kelle.

Als ich den guten Jungen «ausgelöffelt» hatte und wieder zunähte, sah er aus wie ein ausgehöhltes Kuscheltier. Im ganzen Raum duftete es nach warmem, süßlichem Reis. Es war bereits Mittag, und der angenehme Duft verursachte Hunger. Monty erholte sich schnell und hatte lediglich einmal ausgetestet, welche Menge in einen Flat Coated Retriever passt; auf jeden Fall eine erstaunlich große.

Es gibt Dinge, die wundern selbst uns noch. Doch eigentlich braucht man nur vor seiner eigenen Haustür zu kehren. Akuma, mein Rhodesian-Ridgeback-Rüde, wurde im Alter ebenfalls verfressener. Ich höre nicht selten, dass es Hunde gibt, die nichts klauen, nichts vom Tisch, nichts vom Tresen, immer artig. Meine Hunde gehören nicht zu dieser braven Sorte. Sie wissen stets, was auf dem Küchentresen liegt, und wir haben uns angewöhnt, so ziemlich alles Essbare im sicheren Backofen oder in der Mikrowelle zu deponieren – Ridgebacks haben Krakenarme. Akuma konnte schon mit fünf Monaten Türen öffnen, saß dann auf der Treppe, öffnete die Haustür und beobachtete, was auf dem Hof los war, ließ Handwerker rein und raus ... Das Ende vom Lied war, dass wir überall einen Türknauf, der sich nur von Menschenhand bedienen lässt, anbringen mussten.

Unser lieber Akuma hat aber auch das Hinunterschlingen

von Futter besonders gut drauf. So war in noch knauflosen Zeiten eine schlecht abgeschlossene Futterkammer für «Sherlock Holmes im Ridgeback-Kostüm» leicht zu finden. Prall wie eine Melone schlenderte er dann trübselig über die Stallgasse, leise aufstoßend und sich keiner Schuld bewusst. Selbst eine Tierärztin kann dann in leichte Panik verfallen, zumal so etwas immer passiert, wenn man von der täglichen Sprechstunde und den Hausbesuchen ausgelaugt ist und gerade überhaupt keinen Drive mehr hat, sich neben einen sich im Schwall erbrechenden Hund zu setzen und danach den warmen Brei in der Tüte bis zu den Mülltonnen auf dem Parkplatz an der Hofeinfahrt zu tragen. Meistens regnet es dann auch noch.

Als ich Akuma aber so melonig sah, rannte ich zur Praxis hinüber, schloss den Hintereingang auf und holte aus dem Kühlschrank wieder mal eine Kotzspritze. Vier Minuten nach der Injektion erschlafften Akumas Ohren, die Rute ging nach unten, in den Ecken der Lefzen sammelte sich Spucke, der Blick wurde leidender. Dann folgten die grollenden und pumpenden Würgegeräusche aus der Tiefe. Schwallartig spuckte mein Hund das Trockenfutter in meinen Appelboy, den Rieseneimer für Pferdeäpfel. Drei volle Schaufeln kamen zutage, und Akuma wurde minütlich dünner. Traurig schaute er der Entsorgung seiner so lecker stibitzten Nahrung hinterher. Das gute Futter, alles weg. In diesem Moment tat er mir wieder leid.

Ich höre mich auch wieder und wieder Hundehaltern gegenüber predigen: «Nein, keine Knochen. Wir haben so viele Hunde in der Not operiert, bitte, nehmen Sie das ernst.» Weihnachten war es dann so weit. Immer wenn wir Knochen übrig haben, stecke ich die Reste in eine Tüte und deponiere sie im Backofen. Später entsorge ich sie und bringe sie ohne Umwege direkt in die Tonne. Mein Vater, der mit uns die Weihnachtstage verbrachte, hatte diesen Entsorgungsplan natürlich nicht auf dem Schirm. Liebevoll räumte er das Weihnachtsessen ab, alle Knochen landeten im Mülleimer und zehn Minuten später in Akumas Magen. Meine Haare standen senkrecht. Fassungslos starrte ich Akuma an, fröhlich starrte er zurück. Ich versuchte mir einzureden, dass alle Straßenhunde irgendwo Knochen fressen und auch nicht gleich sterben, in Brasilien, Rumänien, Bulgarien, in Griechenland. Auf diese Weise beruhigte ich mein Gewissen. Jemand anderes hätte Steffi Petersen angerufen.

Meine Spuckspritze hatte keinen Sinn, so sagte es mir meine langjährige Erfahrung. Durch das Hochwürgen könnten die gesplitterten Knochen die Speiseröhre verletzen. Magensäure zerlegt fast alles; ich vertraute dem «afrikanischen Löwenmagen» und schlief dennoch schlecht in dieser Nacht. In meinen Träumen sah ich Akuma aufgedunsen wie einen mit Helium gefüllten Ballon im Kaminzimmer herumschweben. Können wir Tierärzte eigentlich mal etwas ganz Normales träumen? Immer diese Dramatik, das ist auf Dauer anstrengend. Zum Glück ging die Sonne über der Wattseite auf, und Akuma war bester Laune.

Freunde gehen: Respekt vor dem Alter

Besonders schön sind Momente, wenn die Praxistür aufgeht und ein unvoreingenommener Welpe voller Neugierde in das Wartezimmer läuft und auf jeden zustürmt, der sich in unmittelbarer Nähe befindet. Dann wird geknuddelt, was das Zeug hält, und nicht selten fliegen Ohrringe und falsche Wimpern umher, ab und zu wird auch ein Nasenflügel durch die extrem spitzen Milchzähne gelocht. Aber all das stört eingefleischte Tierarzthelfer und Tierärzte nicht wirklich. Ich hatte schon Welpen, die aus purer Langeweile oder weil der vorangegangene Spaziergang so aufregend war, auf unserem Behandlungstisch tief und fest schliefen und vom Impfen gar nichts mitbekamen. So herzerfrischend ich diese junge Generation finde, so schwer fällt es mir noch immer, Abschied zu nehmen, die Reißleine zu ziehen.

In meinem Beruf kann die Stimmung in Sekunden kippen. Man muss in der Lage sein, im Behandlungszimmer 1 den lustigen Welpen Luna entzückt an sich zu drücken und in Behandlungszimmer 2 Frau Riedel zu sagen, dass es Zeit wird, den Anton gehen zu lassen. Es gehört ein gehöriges Maß an Selbstbeherrschung dazu, sachlich zu bleiben, nicht mitzuheulen und Professionalität und Ruhe auszustrahlen. Es braucht seine Zeit, den leidenden Besitzern ein gutes Gefühl zu vermitteln, dass das Einschläfern der richtige Weg ist, dass es nicht zu früh und auch nicht zu spät ist. Wir alle wollen nicht, dass das eigene Tier unnötig lange leidet – aber man sollte auch nicht zu vorzeitig handeln.

Manche Besitzer können ihren Hund oder ihre Katze gut päppeln. Sie kümmern sich aufopferungsvoll um ihre geliebten Familienmitglieder, ziehen ihnen abends eine Pampers an und sind sich nicht zu schade, nachts zwei- bis dreimal aufzustehen. Sie kochen täglich frische Mahlzeiten für ihren Hund oder drücken die gelähmte Blase der Katze aus. Sie zahlen große Summen für Physiotherapeuten und verzichten jahrelang auf ihren Urlaub, weil es den Tieren nicht mehr zuzumuten ist. Es ist unglaublich, mit wie viel Liebe diese Tiere gehegt und gepflegt werden. Ich vergleiche diese Momente dann oft mit einem Hospiz. Ich erkläre, dass ihr Liebling bis zum Schluss im Kreise der Familie leben darf, nah bei seinem geliebten Menschen, dass er nicht von einem Fremden gefüttert wird, dass ihm geholfen wird, wenn man sieht, dass es nicht mehr vorwärtsgeht. Dass wir den Anker werfen, wenn keine sinnvolle Behandlung mehr möglich ist.

Wir können entscheiden, wann das Leben eines Tieres zu Ende ist. Auf der einen Seite ist das erschreckend, weil wir vielleicht gar nicht das Recht haben, so radikal einzugreifen, auf der anderen Seite kann ein Sterben recht lange dauern, dann, wenn die Tiere grausam und elendig verhungern. Und mit einem kleinen und unscheinbaren Piks kann ich dafür sorgen, dass der Freund eines Menschen ruhig und ohne Schmerzen in Narkose einschläft. Bekommt er nichts mehr mit, helfe ich ihm mit einem endgültigen Mittel, schmerzfrei in eine andere Welt zu gleiten, in der kein Leid mehr existiert. Eine schöne Vorstellung, mit der ich gut leben kann.

So oft höre ich schreckliche Geschichten von Menschen, die wochenlang vollgepumpt mit Medikamenten und Betäubungsmitteln in fremden Zimmern und mit fremden Pflegern im Dämmerzustand auf ihren erlösenden Tod warten. Ich habe gelernt, den Tod anzunehmen, er kann auch schön sein. Der Tod tut nicht weh. Mein Leitspruch ist: «Wir helfen ihnen auf die Welt, und wir helfen ihnen aus der Welt.» Es ist eine meiner Aufgaben, diesen Moment so erträglich wie möglich zu machen. Als Tierärztin zeige ich den Besitzern, welche Stelle im Garten besonders gut geeignet wäre, um ein kleines Grab auszuheben. Ich helfe, den leblosen Körper ins Auto zu hieven, unter die Bäume zu legen, in Decken einzuwickeln oder aufzubahren. Wir zünden Kerzen an und legen Blumen an seine Seite.

Einmal erlebte ich einen Moment, der mich besonders gefangen nahm: einen Moment des Respekts und der tiefen Freundschaft zwischen einem Hund und einem älteren Herrn. Herr Pörksen rief mich eines Morgens in meiner Praxis an. Zorro, sein dreizehn Jahre alter schwarzer Labrador, konnte nicht mehr. Er kam nicht mehr hoch und war apathisch. Zorro war inzwischen ein wirklicher Opi, und wir begleiteten ihn all die Jahre, so gut es ging. Er war einfach alt. Seine Organe waren müde, und er wollte und konnte nicht mehr.

Wir warteten bis zum Ende der Sprechstunde. Ich nahm mein Stethoskop, zog mir meine graue Fleecejacke an und ging nach draußen. Da stand Herr Pörksen, die Augen voller Tränen. Er trug einen edlen dunklen Anzug, darunter eine feine Weste. Sein Einstecktuch war sorgfältig gebügelt und seine Schuhe auf Hochglanz poliert. Die Haare waren ordentlich frisiert, sein Gesicht frisch rasiert. Er sah mein fragendes Gesicht und sagte nur: «Er ist mein bester Freund.»

Ich öffnete die Heckklappe seines Autos, und da lag der alte Graubärtige in Seitenlage. Seine warmen, braunen Augen suchten meinen Blick. Die Rute wedelte ein wenig.

«Mein Zorrochen», murmelte ich leise. Ich streichelte sein

weiches, speckiges Fell. Seine Nase war trocken. «Komm, Zorro, mein alter Freund, wir gehen jetzt ins Leberwurstland. Da ist es schön warm, und da fühlst du dich wohl. Dein Herrchen kommt irgendwann nach, aber nicht jetzt, ist noch zu früh.» Ich nahm ein bisschen Haut am Nacken und spritzte ihm eine Mischung aus Narkosemittel, Schmerzmittel und einem Muskelrelaxans. Ich wollte ihm den Stress des Rasierens der Pfote sowie des Schiebens einer Braunüle im wachen Zustand ersparen.

Herrchen setzte sich derweil auf die Kofferraumkante und hielt Zorros Pfote. Wenn ich solche Bilder sehe, dann weiß ich, dass die Liebe mit dem Tod nicht vergeht – da ist ein Band, das nur Menschen wahrnehmen, die die Gabe haben, sich auf eine so enge Freundschaft einzulassen. Jeder würde für den anderen Unmögliches tun. Dieses Band gibt es, und es ist ganz besonderen Freundschaften vorbehalten.

Zorros Atem wurde ruhiger, seine Augen fixierten die Ferne. Nun schob ich eine kleine Braunüle in sein rechtes Vorderbein und injizierte langsam eine hellblaue Flüssigkeit in seine Vene. Das alles bekam er schon gar nicht mehr mit. Sein Brustkorb hob sich für einen letzten Atemzug auf dieser Welt, dann war es ruhig. Es lag eine so tolle Zeit zwischen seinem ersten Atemzug als moppeliger Welpe und jenem Moment. Viele Tage mit gemeinsamen Strandspaziergängen, mit täglichem Schwimmen in der tosenden Nordsee. Der Geruch von Seetang und Nebel, Reisen an Herrchens Seite und der unbändige Stolz, der Hund an dessen Seite zu sein.

Ich umarmte Herrn Pörksen und wusste, dass er ein schönes Plätzchen für seinen Freund herrichten würde. Einen Augenblick verharrte ich bei ihm und Zorro, froh darüber, dass ich in den letzten Minuten des Labradors noch ein kleines Schwanzwedeln ergattert hatte. Ich wusste, er hatte mich gern. Oder hatte er nur ein Leckerchen gewollt? Ich war mir auf einmal nicht mehr sicher, bei Labradoren weiß man nie.

Wenn doch auch Menschen zum richtigen Zeitpunkt gehen könnten, ohne nicht zu lindernde Tumorschmerzen über eine längere Phase ertragen zu müssen. Oft hatten wir in der Praxis darüber diskutiert, was wäre, wenn es uns so schlecht gehen würde. Themen wie diese können wahrlich Abende füllen.

Nie vergesse ich den jungen Japaner, der mich aufsuchte und dessen schwarze Katze schon unglaubliche achtzehn Jahre alt war. Miyu war nur noch Haut und Knochen und konnte nicht mehr stehen. Es war zu erahnen, dass sie einmal äußerst zierlich war, eine feine Katzendame. Eingehüllt war sie in eine weiche, weiße Decke, und ihr Schnäuzchen war verklebt mit Essensresten, vermutlich püriertes Katzenfutter. Auch dieser betagten Lady musste ich unter die Arme greifen. Katzen können einen extrem langen Leidensweg haben, bevor sie einschlafen. Letztendlich verhungern sie. Sie essen nicht mehr, schlafen viel, magern ab und fahren ihren Stoffwechsel herunter. Sterben können sie oft nicht von alleine, das gibt es nur sehr selten. Leider.

Als Miyu langsam durch meine Hand einschlief, trat ich vom Behandlungstisch zurück und beobachtete, wie ihr japanischer Besitzer sein weißes, kostbar aussehendes Einstecktuch nahm und damit ganz vorsichtig die Augen seiner sterbenden Katze säuberte, die noch ein paar Tränchen verloren. Still stand ich da, beeindruckt von dieser zauberhaften Geste. Sie zeugte nicht nur von Respekt und Anstand, sondern von einer Freundschaft mit Gewicht, von Tiefe und der Unermesslichkeit der Liebe.

Oft liege ich nachts wach und überlege, dass Menschen in ihren Gefühlen Tieren gegenüber gegensätzlicher nicht sein können. Sie zelebrieren die Freundschaft oder zeigen ihre Wut, ihren Hass jenen gegenüber, die Tiere erschlagen, verbrennen oder anderweitig quälen. Sie entwickeln Zorn, wenn Tiere in Käfigen auf Gittern gehalten, ertränkt und ausgebeutet, vergast und einfach wie Müll entsorgt werden. Es bringt sie auf, wenn Kälber zum Sterben weggeworfen werden, weil ein Bullenkalb in der Milchindustrie keinen Platz hat und keinen Gewinn erwirtschaftet. Wenn Kühe tragend gemacht werden, nur damit es Milch gibt; das Kalb ist der Überschuss. Wenn in diesem Jahrhundert noch immer Gänse qualvoll gestopft werden, damit elitäre Zeitgenossen eine Gänseleberstopfpastete verspeisen können. Wenn Kühe in Drittländer verfrachtet werden, ohne Rast- und Tränkeplätze anzufahren, da diese nicht vorgesehen sind. Wenn Frachter siebzig Tage auf See herumirren, beladen mit jungen Rindern, die in ihrem Kot ersticken und eine Odyssee des Horrors erleben, bevor man sie einschläfert. Wenn gefeiert und reichlich Geld für alles ausgegeben wird, aber 20 Cent mehr für einen Liter hart erwirtschafteter Milch nicht drin sind. Wenn das Fleisch im Discounter nur so günstig ist, weil billig produziert wird und da noch kein Ferkel im Stroh liegt. Wenn Mastbetriebe weder Fenster noch eine ordentliche Belüftung haben.

All diese Dinge erzürnen Menschen, während andere so etwas scheinbar gleichmütig hinnehmen. Aber was ist der Grund, dass Menschen so unterschiedlich fühlen? Hat es mit der Erziehung zu tun? Was Kindern früh als richtig und normal vorgelebt wird, nehmen sie an, wie in der freien Natur. Jungtiere lernen, was giftig ist und was nicht, was und wie man jagt und was man lieber sein lässt.

So gerne würde ich die Welt verändern und allen leidenden Tieren zeigen, dass es auch sorgende Menschen gibt und man ein gutes Zuhause haben kann. Aber ich habe einsehen müssen, dass ich nicht alle retten kann, obwohl mich dieser Gedanke noch heute beschäftigt. Aber ich habe auch gelernt, dass jedes einzelne Tier es wert ist, sich für es einzusetzen, um das Leid auf der Welt ein wenig erträglicher zu machen.

Lassen mich diese Überlegungen nicht zur Ruhe kommen, bereite ich mir einen warmen Milchreis mit Zimt und Zucker zu. Warme Milch beruhigt mich, und der Geruch von Zimt hat etwas Heimeliges, Zufriedenes. Doch dann denke ich über die Milch in meinem Milchreis nach. Es reicht mir nicht, zu wissen, dass es Biomilch ist, denn «Bio» bedeutet nicht unbedingt, dass bei diesem Landwirt die Kälber bei ihren Müttern bleiben dürfen.

Schließlich lehne ich mich erschöpft zurück, weil ich manchmal gar nicht weiß, wo ich zuerst mit dem Verändern anfangen soll. Bis ich mir sage, dass es reicht, erst einmal die Tiere auf der Insel zu retten. Dass ich tiefe und erfüllende Freundschaften zu ihnen habe, zumal ich viele hier über Jahre begleiten darf, oft sogar bis zum Schluss. Es ist oft schon genug, sich damit auseinanderzusetzen, da man mit diesen Tieren in psychisch schwierige und belastende Situationen kommt, wo man schluchzende Kinder, Jugendliche und auch Erwachsende stützen muss, gerade wenn man ihnen zu verstehen geben muss, dass genau jetzt der richtige Zeitpunkt gekommen ist, loszulassen.

Bei älteren Tieren fällt es mir etwas leichter, sie beim Sterben zu begleiten, da sie ein erfülltes Leben hatten, sie haben ihren Zenit erreicht. Manchmal sind diese Sternenkinder aber noch blutjung, noch nicht einmal im Zahnwechsel. Da liegen sie auf dem Tisch und haben in ihrem kurzen Leben nie den Strand gesehen, waren noch nie in der Hundeschule – und dennoch sind beide Nieren irreversibel kaputt. Ist das gerecht? Aber das fragen sich Hunderte von Eltern, deren Kinder auf der Kinderkrebsstation liegen, auch.

Ja, man beschäftigt sich mit diesen schwierigen Themen, und man muss irgendwie damit umgehen. Mit der Zeit schafft man es, damit zurechtzukommen, und man begreift, wie wertvoll das Leben ist und wie schnell es unwiderruflich zu Ende sein kann. Das ist auch der Grund, warum es so wichtig ist, nicht leichtfertig ein Tier einzuschläfern. Manche Dinge brauchen Zeit, doch in unserer Schnelllebigkeit ist man oft nicht bereit dazu, diese zu gewähren. Häufig sehe ich das in der Pferdemedizin. Vielen Pferden müsste bei der Genesung mehr Zeit zur Ausheilung gegeben werden, aber gerade bei Sportpferden drängt das Geschäft, die Tiere werden älter und die Kosten steigen, ohne dass sie an Wettkämpfen teilnehmen können.

Einmal bettete ein Besitzer seinen toten Hund in eine Aluminiumkiste. Ich bin dafür, dass Natur zur Natur gehört. Ich mag keine Polyesterdecken, in denen ein Körper nicht verwittert. Der Körper soll zerfallen, eins werden mit der Natur. Seine Moleküle sollen von der Erde aus die Pflanzen über die Wasserleitungen hochklettern und Nährstoff für ihre wunderschönen Blüten sein.

Den Besitzer von Emil konnte ich von einer natürlichen Beisetzung nicht überzeugen. Der Gedanke, dass Würmer durch Emils Körper krochen, war nicht in seinem Sinne. Ich wies ihn dann darauf hin, dass tote Körper aufgrund der Darmbakterien aufgasen, ein Eigenleben entwickeln. Ich stieß weiterhin auf taube Ohren. Er verschweißte die Aluminiumbox luftdicht mit Silikonkleber und versenkte Emil in fünfzig Zentimeter Tiefe, einen Meter neben der Terrasse, nahe am Grill.

Ich verabschiedete mich höflich, konnte mir jedoch im Auto ein dickes Grinsen nicht verkneifen, denn ich stellte mir vor, wie nach zehn Tagen der liebe Emil aufgegast den Aludeckel zur Wölbung zwingt und bei einer herrlichen Grillparty mit einem lauten Knall gen Himmel schießt und auf Frau Schulzes Teller landet. Emil, vergib mir, bei allem Respekt, aber dieser Begräbniseinstellung fehlte es an physikalischen Grundkenntnissen.

Ein anderes Mal musste ich die zauberhafte Amy, eine alte Mopsdame, einschläfern. Ihre Besitzerin, Frau Bruhne, kannte ich gut; sie hatte keine Möglichkeit, ihre geliebte Maus zu beerdigen. Kurz entschlossen sagte ich, dass ich Amy in unserem Garten beisetzen könne. Erleichtert nickte Frau Bruhns. Ich wusste, dass Jürgen darüber nicht amused sein würde, da er bei meiner Tierliebe davon ausgehen musste, dass ich dann alles in unserem Garten beerdigen würde, was in den nächsten zwanzig Jahren stirbt. Ich fand, dass Männer nicht alles wissen müssen.

Also wartete ich bis nach dem Mittagessen, wenn Jürgen sich für ein kurzes Nickerchen hinlegen würde. Ich flitzte los und hob in mörderischer Geschwindigkeit ein Grab unter meiner Hortensie neben der Gartenlaube meines Sohnes Henry aus, setzte Amy hinein und schaufelte es in Windeseile wieder zu. Als ich vorne durch die Haustür zurückkehrte, stand Jürgen hinten auf der Terrasse und rauchte genüsslich eine Zigarette. Wir hatten uns um Haaresbreite verfehlt.

Mein Unterarm war noch voller Erde. Zügig verschwand ich im Gäste-WC und beseitigte die Spuren. Seit vielen Jahren nun pflege ich diese kleine Stelle und schicke Frau Bruhns ab und an ein schönes Bild im Sonnenuntergang mit einem kleinen Gruß von Amy. Dann ist sie überglücklich. So gefällt mir das.

Ob es private Tiere oder landwirtschaftliche Nutztiere sind: Wir müssen ihnen den nötigen Respekt entgegenbringen, vor allem in den letzten Minuten ihres Daseins. Oft lecken sie noch einmal über meine Hände, bevor ich ihnen kurz darauf helfe, von dieser Welt zu gehen. Wie fühlt man sich dann? Tiere haben so feine Sensorien, sie wissen, wer ich bin und warum ich da bin. Sie wissen es. Ich hoffe insgeheim, dass sie alle auf mich warten, wenn ich mal an der Reihe bin, und mir erzählen, dass ich alles richtig gemacht habe. Man muss nur fest daran glauben. Der Tod gehört zu unserem Leben dazu; wir wissen nicht, wohin die Reise letztendlich geht und ob man sich wiedersieht. Vielleicht wäre er dann leichter zu ertragen.

Nach einem Biss ein riesiges Loch im Kopf

Laura, unsere junge Assistenzärztin, die erst seit einigen Monaten bei uns angestellt war, hielt die Stellung in der Praxis – ich war unterwegs zum Einkaufen –, als Frau Gierke mit ihrem vierzehn Jahre alten Rehpinscher eintraf, ein wenig nervös, weil sie nicht genau wusste, was gleich auf sie zukam. Als erfahrene Tierärztin hat man schon so ziemlich alle Varianten von Notfällen erlebt – und doch ist es immer wieder anders. Als junge, unerfahrene Ärztin wusste das auch Laura, zudem, dass Improvisation und reichlich Biss von ihr gefordert waren.

Der betagte und nierenkranke Bodo war von einem Hund aus der Nachbarschaft so kräftig in den Kopf gebissen worden, dass ihm ein walnussgroßes Stück Schädeldecke fehlte. Laura legte ihn in Kurznarkose und versuchte die Knochenfragmente aus seinem Kopf zu sammeln. Ihr blieb keine andere Wahl, der Hund blutete, und in diesem Zustand konnte sie nicht länger auf mich warten. Vorher hatte sie mich noch angerufen und informiert. Ich eilte im Supermarkt zur Kasse, war froh, dass die Kassiererin flott war, hechtete zum Auto, warf wie immer alles auf den Rücksitz. Auch dieses Mal hatte ich meinen Einkaufskorb vergessen. Da ich aber stur daran festhalte, keine Plastiktüte zu kaufen, war ich gezwungen, alles einzeln im Auto zu verstauen. Anschließend brauste ich los, Richtung Hof.

Zu Hause angekommen, flogen die Tiefkühlsachen in das Eisfach, und ich hechtete zum gebeutelten Bodo. Das war er wirklich; der andere Hund hatte einen großen Krater in seinem Haupt hinterlassen.

Laura hatte schon fleißig mit der Pinzette gearbeitet, meinte jedoch, dass es wohl besser sei, Bodo einzuschläfern. «Gar niemand wird hier eingeschläfert!», maunzte ich. Als blutige Anfängerin konnte sie doch gar nicht richtig einschätzen, was sich lohnt und was nicht. Für den Bruchteil einer Sekunde dachte ich aber auch darüber nach, ob sie nicht recht haben könnte und Bodo vielleicht völlig wirr in der Nacht erwachen oder gar akut versterben würde – doch ich meinte mal wieder, alles retten zu können.

Gemeinsam friemelten wir die restlichen Knochenreste aus der Wunde und vernähten die über dem Knochen liegende Muskulatur straff über der Schädelbasis. Die Nierenwerte waren jenseits von Gut und Böse, und ich hatte schon Sorge, dass die Narkose Bodo ein Ende bereiten würde, da sie in erster Linie über die Leber oder die Nieren verstoffwechselt wird.

Am nächsten Tag aber stand der zähe Bodo ohne jegliche Ausfallserscheinungen neben mir in der Praxis; er hatte es also geschafft. Seine Kopfdecke schloss sich innerhalb von zwei, drei Monaten und bildete eine feste, solide Schädelstruktur aus, die das Gehirn schützte. Seine Nieren funktionieren – fast drei Jahre nach diesem Unfall – noch immer erstaunlich gut. Ein Phänomen, das man nicht so ganz erklären kann. Ich zumindest nicht; es sind die kleinen Wunder dieser Welt. An das golfballgroße Loch in der Schädeldecke erinnert heute nichts mehr, nicht mal eine Narbe hat der Junge auf dem Kopf zurückbehalten.

Hätte sich Bodos Zustand verschlechtert, dann wäre uns nichts anderes übrig geblieben, als ihn die Reise ins Leberwurstland antreten zu lassen. Aber noch heute ist Bodo topfit, zwar wird der Bart grauer und der Gang langsamer, doch ein Aufgeben wäre die weitaus schlechtere Version gewesen. Er kommt weiterhin in die Praxis zum Krallenschneiden, dann zeigt er mir ganz unverblümt seine blanken Zähne. Anschließend dampft er wieder ab, ohne mich eines Blickes zu würdigen. Tja, Dankbarkeit hat viele Facetten.

Pünktlich zu Praxisschluss holt mich immer Akuma ab. Meist benutzt er dafür den Haupteingang (er kann ja Türen öffnen), oder er trödelt, wenn dort schon abgeschlossen ist, Richtung Hintereingang. Dort stellt er sich auf die Hinterbeine, das linke Bein schön am Türrahmen abgestützt, wobei das rechte wie eine Menschenhand den Türgriff umklammert – und zack, hinein in die gute Stube.

Dann schlendert der siebenundvierzig Kilogramm schwere Rüde durch den Gang, erhascht hier und dort noch ein Leckerchen und freut sich des Lebens. Nach und nach tauchen auch die anderen vier Hunde auf. Franzi, meine Pointer-Hündin, war zunächst noch zu schüchtern, um in komische Räume zu gehen – und Praxisräume waren für sie komisch. «Ja, Fränzchen, meine Liebe, komm doch mal her. Schneckchen, nun hab nicht so viel Angst.» Lockte ich sie so, rollte sich Franzi fast wie eine Kugel zusammen, die Rute ganz tief unter den Bauch gepresst, den Kopf demütig zur Erde geneigt, um sich danach in Zeitlupe zur Seite plumpsen zu lassen.

Es dauerte eine Weile, bis sie sich an alles gewöhnt hatte. Sie kommt schließlich aus einem Tierheim auf Fuerteventura. Sie kannte gar nichts, saß in einem dunklen Kofferraum mit ein paar anderen Welpen. Als die Organisatorin ihn öffnete, schauten mich dunkelbraune Rehaugen angsterfüllt an. Die kleine Hündin schlotterte am ganzen Leib, und ihre Lefzen hingen traurig herunter. Da mein Lebensgefährte nicht nur Jürgen, sondern Franz-Jürgen heißt, und er sie während einer Kreuzfahrtreise zu den Kanarischen Inseln im Internet ausfindig gemacht hatte, nannten wir sie Franzi.

Zwei Wochen nach unserem Besuch auf der spanischen Insel fand die Tierschutzorganisation einen geeigneten Flugpaten. Sollten wir da noch Nein sagen? Also beschlossen wir, ein fünftes Plätzchen in unserem Haus vorzubereiten.

Von Sylt runterzukommen, ist nicht immer ein Zuckerschlecken. Man erreicht die Nordseeinsel entweder mit dem Personenzug, dem Autozug, mit der Fähre von Dänemark aus oder mit dem Flugzeug. In den Wintermonaten ist der Flugbetrieb jedoch so gut wie eingestellt. Die Fähre von Rømø beziehungsweise dem Fährhafen von Havneby legt am Nachmittag das letzte Mal Richtung Eiland ab, auch wenn es nur neun Seemeilen sind. Und zudem muss man schauen, wann ein Autozug fährt – und vor allem, wann der letzte Zug wieder zurück auf die Insel fährt. Wir wählten schließlich den Autozug bis Niebüll, dann ging es weiter in unserem Wagen Richtung Hamburg, genauer: Hamburger Flughafen, um dort die total eingeschüchterte Pointer-Hündin in Empfang zu nehmen.

Franzi lag nach der Übergabe durch den Flugpaten stocksteif und kaum hörbar atmend neben meinem Sohn Henry auf der hinteren Sitzbank. Man muss sich das auch einmal vorstellen: Franzi wächst irgendwo in einer dunklen Garage auf, hat vielleicht nie das Tageslicht gesehen, hat nie eine streichelnde Hand gespürt. Sie kroch buchstäblich unter dem Asphalt entlang, duckte sich durchgehend auf dem Boden mit extrem eingezogener Rute. Nervös um sich blickend, immer auf der Flucht.

Es hatte Monate gedauert, bis sich diese entzückende Hundedame an alles gewöhnte. Sie lernte, dass unsere Hühner nicht Hundefutter sind und dass man nicht vor allem und jedem Angst haben muss. Wir haben Franzi viel Zeit gegeben, und unsere anderen Hunde haben ihr dabei geholfen, ihre Unbekümmertheit zurückzuerlangen. Sie hat ein herrliches Wesen, verhält sich aber immer noch sehr unterwürfig und devot. Sie hört aufs Wort, obwohl wir nie eine Hundeschule besucht haben. Wenn sie ein Kaninchen sichtet, und davon gibt es Tausende auf Sylt, steht sie vor, geduckt, eine Pfote angewinkelt, und zittert am ganzen Körper. Das Kaninchen kann zwei Meter entfernt im Gebüsch sitzen, sie beobachtet es nur. Nie geht sie jagen, stattdessen hat sie unser Zuhause so lieb gewonnen, dass sie mittlerweile besser als alle anderen aufpasst, wenn sich jemand der offenen Haustür nähert. Sie bewacht ihr Heim wie ein Schießhund.

Eine üble Laune der Natur

In einer Nachmittagssprechstunde kam ein weiterer aufregender Fall zu mir. Herr Still saß im Wartezimmer und hatte einen zwölf Jahre alten kurzhaarigen, weißen Mischling namens Buddy an der Leine. Er saß etwas verängstigt zwischen den Beinen seines Herrchens unter der Sitzbank. Ich rief Herrn Still zu mir ins Behandlungszimmer, und Buddy trat die Vierradbremse. Ich hob das kleine Bündel auf meinen Arm, im Hinterkopf, dass gerade die kleinen und nicht mehr jüngsten Geschöpfe sich nur äußerst ungern von fremden Personen und ganz besonders nicht von Tierärzten hochwuchten lassen.

Herr Still erzählte mir, dass Buddy einen Tumor im Hals habe und fast gar keine Luft mehr bekäme. Der bisherige Haustierarzt hatte ihm seit zwei Jahren Kortison gespritzt. Vermutlich, so überlegte ich, damit alles ein wenig abschwillt und weil mir bekannt war, dass Kortison bei Tieren oft auch als Anti-Krebsmittel eingesetzt wird.

Sanft öffnete ich Buddys Schnäuzchen – und konnte keinen Rachenraum sehen. Ein glattes Gebilde, das mit einem kleinen aufgeblasenen Luftballon verglichen werden konnte, versperrte den Blick auf Gaumen, Mandeln, Zungengrund und Rachen. Wie konnte der kleine Mann dann noch Nahrung aufnehmen? Unfassbar. Deshalb war er so abgemagert. Mit großen Augen gab ich Buddys Schnauze frei. Leise stöhnte ich auf, lehnte mich an meinen Schrank und begann nachzudenken, recht zögerlich. Schließlich gingen mir zwei Möglichkeiten durch den Kopf. Entweder das Tier einschläfern oder in Narkose noch einen genaueren Blick auf den Tumor werfen, um herauszufinden, ob er breitflächig irgendwo aufsitzt oder nur an einem dünnen Stiel hängt. Letzteres wäre sicherlich die günstigere Variante, um ihn entfernen zu können.

Bei solch ernsten Fällen ist eine kleine Narkose zur Orientierung sinnvoll; so kann festgestellt werden, ob etwas noch operabel ist oder nicht oder ob Einschläfern wirklich der vernünftige Weg ist. Schließlich gibt es diesen Buddy ja nur einmal auf der Welt.

Ich erklärte Herrn Still die Situation, und er war einverstanden. Wir vereinbarten gleich für den nächsten Tag, einen Samstag, den Operationstermin. Eigentlich operieren wir samstags nicht, nur wenn Notdienst ist, aber Klein Buddy war in höchster Not.

Als schließlich Feierabend war, horchte ich einen Moment in mich hinein. Währenddessen versuchte Jürgen mir im Detail zu erklären, wer nun wen im Fernsehdrama ermordet hatte und warum der Typ im blauen Hemd verdächtig ist. So genau hörte ich nicht hin, denn ich versuchte mir vorzustellen, wie sich Herr Still heute Abend fühlen würde. «Vielleicht kann Frau Petersen dich retten», würde er Buddy womöglich zuflüstern. Oder er verabschiedete sich im Vorfeld von seinem Hund – wer konnte schon wissen, ob er je wieder das Licht der Welt sehen würde. Auf jeden Fall ahnte ich, dass er bis zum Zeitpunkt der Operation eine Achterbahn der Gefühle durchleben und in der Nacht kaum schlafen würde. Buddys Hundedasein hing an der dämlichen, ballonartigen Struktur in seinem Rachen und an meinem Können.

Ich blickte in die Kerze. «Es hängt morgen an dir, nicht an Buddys Zipfel», sagte ich laut.

«Du schaffst das schon», ermutigte mich Jürgen.

«Ja, wird schon.»

Wer war noch mal der Mörder?

Zum Termin erschien Herr Still überpünktlich, und er sah so aus, wie ich es mir gedacht hatte: zerknittert und übernächtigt. Wir legten den zitternden Buddy in Narkose, mit dem Hinweis, dass, wenn es inoperabel ist, wir ihn besser schlafen lassen würden, weil er sowieso keine Luft mehr bekäme. Schrecklich, wie hasste ich diese Sätze. Sie sind so endlich, so ohne Hoffnung.

Herr Still verließ anschließend die Praxis mit hängendem Kopf und der Leine, ohne Buddy daran. Der kleine Körper befand sich auf dem Operationstisch, sein Brustkorb hob und senkte sich rhythmisch. Wunderbar. Schon mal eine gute Atmung. Meine OP-Assistentinnen und ich schoben ein Wärmekissen unter ihn, legten ihn in Bauchlage und deponierten ein zusammengerolltes Handtuch unter seinem Kinn. Danach spannte ich einen Maulkeil zwischen seine Fangzähne, sodass ich tief in seinen Rachen schauen konnte.

Mit der linken Hand zog ich seine Zunge heraus, nahm mit einer Klemme die einer kleinen Wasserbombe ähnelnde Blase in meine Rechte und schob Buddy erst einmal einen Tubus in seine Luftröhre, damit er während des Eingriffs gut atmen und, falls es blutete, nichts in seine Luftröhre laufen konnte, denn das wäre fatal. Ich weiß nicht mehr, wie lange ich das mit dem Tubus versuchte – auf jeden Fall sah es im OP aus, als wäre eine Granate explodiert. Welchen Tubus ich auch zur Hand nahm, keiner passte, der Tumor in der Luftröhre war zu groß. Nach zwanzig Minuten gab ich auf.

Das kugelförmige Gebilde war auf etwa vier Zentimeter

mit dem harten Gaumendach verwachsen. Dort war der Stiel des Bösen. Ich zog mit einer Klemme das Ding zur Seite und versuchte, mit dem Skalpell um den Tumoransatz herumzuschneiden. Es blutete stark. Wir versuchten hektisch, mit dem Absauger das meiste Blut von der Luftröhre fernzuhalten; die blutdurchtränkten Tupfer flogen durch den OP. Ich schimpfte wie ein Rohrspatz, weil ich Buddy nicht verlieren wollte. Irgendwie gelang es mir schließlich, um den Stiel zu schneiden und die gesamte Blase in einem Stück aus dem Rachen in die Nierenschale zu befördern. Mein erster Blick sagte mir, dass wir es mit einem gutartigen Tumor, vielleicht einer Schleimhautausstülpung oder einer Zyste zu tun hatten.

«Wow!» Man konnte endlich den Rachen sehen. Leider hatte ich nun ein anderes Problem: ein riesiges klaffendes Loch im oberen Gaumenbereich. Was habe ich nur getan?, schoss es mir durch den Kopf. Dieses große Loch bekomme ich im Leben nicht wieder zu! Dann erinnerte ich mich an ähnlich schreckliche Fälle, wo ich das Gleiche gedacht hatte. Also fing ich an, peu à peu das Gaumendach zu vernähen. Wider Erwarten ging es besser als gedacht. Stück für Stück puzzelte ich den offenen Gaumen wieder zusammen.

Völlig ungläubig starrte ich am Ende auf unser Werk. Nichts ließ erahnen, dass hier einmal eine riesige Fleischblase gebaumelt hatte, die Buddy jegliche Luft und Freude genommen hatte. Und sollte der Tumor wieder wachsen, hätte er noch ein paar schöne Monate.

Ich wählte die hinterlassene Telefonnummer, während Sabrina den kleinen Buddy auf sein Wärmebett im Aufwachraum legte. Es meldete sich eine leise, zögernde Stimme, die mit dem Schlimmsten rechnete.

«Still.»

«Hier ist Frau Petersen. Herr Still, Ihrem Buddy geht es prima, er hat die Narkose weggeschluckt wie ein kühles Bier. Und der Tumor konnte aus meiner Sicht vollständig entfernt werden. Ich denke, aufgrund des hohen Alters schicken wir das Ding nicht in die Histopathologie, es bringt uns nicht weiter, wenn wir wissen, was es ist. Neugierig bin ich schon, aber es sieht nach meiner Erfahrung wie ein gutartiger Polyp aus, eine Laune der Natur. Buddy schläft noch tief und fest, und ich wollte Ihnen nur sagen, dass Sie sich erst einmal keine Sorgen zu machen brauchen. Sie können ihn in zwei Stunden abholen.»

Am anderen Ende der Leitung versagte Herrn Still die Stimme, und ich hörte ein leises Schluchzen. Ich verabschiedete mich und freute mich, dass ich einem älteren Herrn und einem älteren Hündchen noch ein wenig Zeit zusammen schenken konnte. War sie doch besonders kostbar, wenn man nicht mehr so jung war.

Nie wieder wuchs der Tumor nach, die Wunde heilte problemlos ab, und mein kleiner Freund lebte noch zwei ganze Jahre. Als wir ihn wegen Altersbeschwerden gehen ließen, waren ein paar Freudentränen dabei, die uns bewusst machten, dass es nicht der Tumor war, der das Ende seines Lebens bestimmt hatte, sondern sein hohes Alter.

Unglaubliche Anrufe – oder ich kann die Seemöwe nicht fangen

Später an jenem Tag mit Buddy schnappte ich mir einen Apfel und machte eine große Hunderunde. Ich atmete tief die salz- und jodhaltige, kalte Nordseeluft ein. Nach und nach umhüllte der aufsteigende Nebel meine Gummistiefel, und meine Meute hüpfte fröhlich und mit fliegenden Ohren dem rosaroten Sonnenuntergang entgegen. Ich ließ den Tag in Frieden zu Ende gehen, schmierte ein paar Brote dick mit Ziegenkäse und Feigensenf und rutschte zu meinen Liebsten auf die Couch.

Als ich später im Tiefschlaf im Bett lag, läutete mein Notdienst-Handy, am anderen Ende der Leitung eine verzagte Frauenstimme.

«Ist da der Notdienst?»

«Ja, guten Abend, oder besser gesagt, gute Nacht. Mit wem spreche ich bitte?» Es war 1 Uhr 55.

«Hier ist Frau Andersen, mein Kater guckt so komisch.»

Stille. Ich stieg aus meinem Bett und ging ins Badezimmer, um Jürgen nicht zu wecken. Dort setzte ich mich auf den ziemlich kalten Klodeckel und fragte erneut nach, was für ein lebensbedrohlicher Fall denn vorliege und warum der Kater so komisch gucke.

«Maestro war zwei Tage von zu Hause weg, und seit eben guckt er so komisch», erklärte Frau Andersen.

«Aha», entgegnete ich und raufte mir die Haare. «Zwei Tage ist Ihr Kater weg, und nun guckt er seltsam. Mhm.» Ich hatte die Erfahrung gemacht, dass manche Besitzer nicht sehr mitteilungsfreudig sind oder sich nicht richtig ausdrücken können. Ich fragte mich, ob der Kater vielleicht ein Auge verloren hatte und er deshalb «so komisch» guckte. Es musste doch etwas Schlimmes sein, die Dame hatte schließlich den Notdienst angerufen.

«Hat sich Ihr Kater erbrochen, leidet er unter Durchfall?», erkundigte ich mich.

«Nein.»

«Ist er alt?»

«Nein.»

«Hat er vielleicht Zahnschmerzen?»

«Nein.»

«Ist er auch diese Nacht draußen gewesen und vielleicht vom Auto erfasst worden?»

«Nein.»

«Hat er eine Gehirnerschütterung, sind die Pupillen vergrößert, die Zähne weg?»

«Nein.»

Nichts konnte ich herausfinden, und ich wurde etwas mürrisch.

Nach den unendlich vielen verneinenden Antworten kam ich zu dem Entschluss, dass es sich nicht um etwas Lebensbedrohliches handeln könne. Ich veranlasste deshalb einen Termin gleich morgen früh in der Praxis zum allgemeinen Gesundheitscheck und zur Blutabnahme. Damit war das Telefonat beendet.

Wie berechnet man das?, überlegte ich in der Dunkelheit auf dem Klodeckel. Frau Andersen war nicht meine Kundin und nicht in meiner Kartei. Ich brauchte jetzt unbedingt einen Stift und einen Block, damit ich mir ihre Daten notieren konnte, die sie mir noch vor dem Ende unseres Gesprächs verraten hatte. Also verließ ich meinen mittlerweile warm gewordenen Sitz, knipste das Licht an und sah in den Spiegel. Ich kniff die Augen zusammen – und war endgültig wach.

Das Schreckliche an den Notdiensten ist, dass man dann auch wach bleibt. Und das für ein paar lausige Taler?, dachte ich, noch immer voller Unmut wegen des sinnlosen Telefonats. Dafür ruiniere ich mir meine Gesundheit, meinen Schlaf? Nach so vielen Jahren zehrte das gewaltig an den Nerven.

«Mr. Guckt-so-komisch» erschien am nächsten Morgen heiter miauend vor meinen dunklen Augenringen. Nach einem gründlichen Check, einer Blutabnahme und einem tiefen Blick in seine Augen befand ich diesen Scharlatan für gesund und enterte Frauchens Portemonnaie. Tja, man sollte sich gut überlegen, einen Doktor aus den Träumen zu reißen. Zumindest dann, wenn der Tiger nur irgendwie komisch guckt.

Es wurde auf einmal herrlich warm, und die Autozüge auf die Insel waren wieder voll besetzt – es war noch vor den Zeiten der Pandemie. An der Autoverlade auf dem Festland reihten sich zehnspurig die Pkws aus allen Teilen der Welt ein, mal gesittet, mal weniger ordentlich. Wer einen schnellen Flitzer fuhr, der preschte gern mal mit 160 Sachen vor einem anderen Fahrer in die Reihe. Spätestens auf der Toilette stand man wieder nebeneinander, was von den Wagenbesitzern jedoch beharrlich ignoriert wurde. Ertönte dann endlich aus den Lautsprechern die melodische Stimme: «Willkommen auf dem Autozug nach Sylt», spätestens dann hatte man es geschafft, der lang ersehnte Urlaub konnte beginnen.

Manche Hunde ertragen mit einer störrischen Gelassenheit die längsten Autofahrten, doch dann, auf dem Autozug, wird ihnen so richtig schlecht. Die Züge wackeln und ruckeln an manchen Stellen nämlich mächtig. So kommt es nicht selten vor, dass einige Gäste nicht zuerst ihre Ferienwohnung ansteuern, sondern unsere Praxis. Mitten in der Sprechstunde rief einmal ein verzweifelter Mann an: Er sei gerade auf Sylt eingetroffen und komme in fünfzehn Minuten vorbei, seinem Hund gehe es nicht gut, aber ihm noch viel schlimmer. Sein Labrador habe sich so schwallartig erbrochen, dass alles in die Lüftungsschlitze seines neuen Porsche Cayenne gelaufen sei. Ich fühlte wirklich mit ihm, aber mal ehrlich, ein breites Grinsen konnte ich mir auch nicht verkneifen. In Gedanken malte ich mir aus, wie die ganze Familie versuchte, mit Ohrenstäbchen einzelne Brocken aus den Schlitzen zu pulen.

Ich spritzte dem armen Hund, als er auf meinem Behandlungstisch saß, ein Antispuckmittel und etwas Homöopathisches. Der Speichel tropfte nur so aus seinem Maul. Mit hängenden Ohren verließ die sichtlich erschöpfte Familie meine Praxis. Das erste Geld war verbraten, das Auto beschädigt und die Koffer noch nicht einmal im Appartement. Willkommen auf der wunderbaren Insel Sylt.

An einem anderen Morgen erhielt ich im Notdienst, es war 4 Uhr 40 in der Nacht, einen Anruf – eine Dame, eine jener Touristinnen, die wohl noch lange gefeiert hatten. Sie sprudelte ins Telefon, eine verletzte Möwe würde in der Fußgängerzone von Westerland herumhüpfen. Sie könne sie aber nicht einfangen, da sie immer wieder wegfliegen würde. Ich teilte der Frau mit, dass es mitten in der Nacht sei und ich nicht im Geringsten die Not und Lust verspürte, um diese Uhrzeit im Regen auf der Strandstraße wilden Möwen hinterherzuhechten, die sowieso kein Mensch einfangen könne. Wie um Himmels willen sollte ich das denn schaffen?

Ich bin gerne Retterin in der Not, aber würde ich um diese Uhrzeit jeder humpelnden Möwe hinterherjagen, würde ich das Rentenalter bestimmt nicht mehr erreichen.

Die Nacht war dahin. Um diese Uhrzeit schläft man nicht mehr ein, vor allem nicht, wenn man sich aufregt.

Ein anderes Mal hatten Inselgäste am Abend eine Robbe am Strand gesichtet. Sie wäre allein, gab man mir am Telefon zu verstehen. «Weil sie verletzt oder krank ist?», hakte ich nach. Das könne man nicht genau sagen, sie sei eben doch ein wenig zu weit weg.

«Wo genau liegt denn der Seehund?», wollte ich nun wissen.

«Irgendwo zwischen der Sansibar und Hörnum», lautete die Antwort.

Aha, dachte ich, wie soll denn eine Tierärztin bei Regen und Sturm im Dunkeln acht Kilometer Strand ablaufen? Und wenn ich sie finde – soll ich ein um sich beißendes Tier abhören und einen Gesundheitscheck machen? 120 Kilo hochheben und auf die Rückbank legen? In besonderen Fällen rufe ich die Seehundjäger auf Sylt an. Sie müssen entscheiden, ob das Tier unangetastet bleibt, medizinische Hilfe benötigt oder zu einer Seehundrettungsstation gebracht werden muss. Sollte es unheilbar erkrankt sein und sind die Überlebenschancen sehr schlecht, wird das Tier in seiner bekannten Umgebung schnell und schmerzfrei erlöst. Das ist auch gut so, da sich sehr schwache und kranke Tiere über mehrere Tage hinweg quälen können, bis sie sterben. Seehunde sind Wildtiere, und man muss sie auch aus diesem Blickwinkel betrachten, beobachten und handhaben.

Die Insel zeigt sich oft in ihrer wahren Schönheit, mit luxuriösen Facetten, aber sie hat auch eine sehr raue Seite: die aufgewühlte See, die unbarmherzigen Stürme oder den schnell aufziehenden Küstennebel. Manchmal erscheint Sylt wie ein verwunschener Ort, der im Seenebel geboren wurde und im rosafarbenen Sonnenuntergang Adieu sagt. In diesen Momenten atme ich tief durch und lasse die klare Luft durch mein heruntergelassenes Fenster ins Auto hereinströmen. Für einen kurzen Moment spüre ich den Zauber dieser Insel, diese Märchenwelt, die die Tinnumer Wiesen wie Moorfelder erscheinen lässt, die atemberaubende Dämmerung über den Rantumer Dünen, den menschenleeren Königshafen, die hügelige Straße hinaus zum Ellbogen.

Die Katze ohne Schwanz

In einem dieser schaurig-schönen Inselmomente sang Cat Stevens «Morning Has Broken» aus den Lautsprechern im Auto – meine kleine überfüllte Welt fühlte sich für einen Moment an, als hätte sie jemand angehalten. Ich merkte, wie meine Akkus sich aufluden, Millimeter um Millimeter. Ich sang lauthals mit, meine Haare flogen wie zu Hippiezeiten im Wind, weil ich die Fenster heruntergelassen hatte. Doch dann vibrierte mein Handy.

Ich drehte mein Radio leiser und hatte Basti am Ohr. Basti betreibt einen kleinen Biobauernhof, vermietet zwei schöne Appartements und beliefert mich mit Biomilch.

«Meine einjährige Katze ist angefahren worden», erzählte er. «Es sieht nicht gut aus.»

«Komm mit ihr in die Praxis, ich bin gleich da.»

Ich gab Gas und fuhr direkt auf den Hof. Inzwischen dämmerte es schon, fast war es dunkel. Basti erwartete mich bereits und hielt seine Katze fest eingewickelt in einer roten Decke. Wir legten Molly sanft auf den Behandlungstisch. Was ich sah, war wenig erfreulich. Auf dem Rücken fehlte Haut in der Größe zweier Handflächen. Der Schwanz war nach rechts abgeknickt und mit sehr hoher Wahrscheinlichkeit mehrfach gebrochen, die Rosette baumelte noch an einem Zipfel Haut. Ich konnte sozusagen in die Katze hineinschauen. Diese Anblicke können sehr traumatisierend sein. Ich überlegte, ob es nicht besser wäre, das arme Ding zu erlösen.

Basti, der Prototyp eines Wikingers, starrte auf seine geliebte Katze: «Du musst sie retten, bitte, du musst sie retten», sagte er.

«Basti, die bekomme ich nicht mehr hin, bei der Maus ist alles kaputt, was nur kaputt sein kann.»

Basti ließ sich fallen, kniete vor mir, faltete die Hände, schaute zu mir empor und flehte mich an: «Bitte, du kannst das, ich weiß das. Du musst sie retten, sie ist doch erst ein Jahr alt, bitte!»

Ich war richtig verlegen. Da kniete ein erwachsener Mann vor mir und beschwor mich aus tiefster Seele. In diesen Sekunden versuchte ich herauszufinden, ob man Molly damit etwas Gutes tat, ob die Nachbehandlung oder vielleicht das Durchstehen der kommenden Nacht zumutbar war. Katzen haben sieben Leben, schoss es mir wieder einmal durch den Kopf, also versuchten wir es. Damit war es entschieden.

In Anbetracht ihres Schockzustands legte ich Molly auf unser OP-Wärmebett, schob ihr einen gelben Venenkatheter und schloss sie an eine Infusion an. Ihre Pupillen waren unterschiedlich groß, sie stierte ins Leere. Ob sie eine Gehirnblutung hatte oder nur eine Gehirnerschütterung, wusste ich nicht. Erst einmal mussten wir sie stabilisieren. Es konnte durchaus sein, dass sie die Narkose nicht überleben würde.

Ich schickte Basti nach Hause, da ich ahnte, dass diese OP bis tief in die Nacht dauern würde. Ich trommelte mein Team zusammen – und los ging's.

Der OP-Raum war vorbereitet, unsere Playlist über Lautsprecher eingeschaltet: Ich operiere bei ergreifender Musik besser und entspannter. Jasmine Thompson sang «Let Her Go». Wir rasierten und desinfizierten, wir röntgten und schauten per Ultraschall, ob Mollys innere Organe intakt waren. Die Harnblase war gefüllt und nicht rupturiert, also nicht gerissen.

Bei starken Unfällen oder Stürzen aus großer Höhe können diese Organe bersten, und Urin läuft dann in den Bauchraum. Die Milz wies ebenfalls keinen Riss auf, und in der Bauchhöhle befand sich auch kein Blut. Wir frischten die zerfetzten Wundränder auf oder schnitten sie ab, wir machten kleine Plastiken und amputierten die Rute, wir schoben die Rosette an die richtige Stelle und versuchten dieses wichtige Organ so gut es ging mit dem Schließmuskel zu verbinden. Wir säuberten das Fell von Blut und Hautfetzen und legten die junge Katzendame in Verbände. Wir versorgten sie mit Schmerzmitteln und Antibiotika. Die fehlende Haut auf dem Rücken konnten wir jedoch nicht ersetzen, und das beunruhigte mich am meisten.

Nach vier Stunden rief ich Basti zurück. Er meldete sich zögerlich, sein Herzschlag war durch den Hörer zu erahnen. Ich sagte ihm, dass seine Katze zumindest die schwierige Operation gut überstanden habe und es nun an ihr und an seiner Pflege liege, ob Molly-Maus die Nacht schaffen würde.

Erschöpft räumten wir auf, wuschen das OP-Besteck ab, schmissen die amputierte Rute und die vielen Tupfer in den Müll, entsorgten die Nadeln in den Sicherheitsbehälter, füllten die Infusionen neu auf, putzten das angetrocknete Blut vom Fußboden, schrieben die verbrauchten Narkosemittel ins Narkosebuch, schlossen die wichtigsten Medikamente in den Tresor, schalteten den Sterilisator ein und stellten den Müll vor die Praxistür. Wir zogen unsere OP-Kleidung aus und wuschen uns die Hände. Jedem im Team war die Müdigkeit anzusehen.

Basti, der inzwischen eingetroffen war, nahm Molly mitsamt dem Wärmekissen überglücklich auf seine Arme. Er hatte Tränen in den Augen. Ich blickte den Rücklichtern seines Autos nach, verharrte einen Augenblick im Praxiseingang und genoss die klare, kühle Luft. Ich liebe diese Stille der Insel. Dann, wenn alles zur Ruhe kommt. Außer bei der Tierarztpraxis Petersen, da brannte noch ein kleines Licht.

Ich ging über den Hof und schloss die Haustür auf. Es war mucksmäuschenstill. Jürgen war schon zu Bett gegangen. Die Hunde hoben nicht einmal den Kopf, aber die Schwänzchen bewegten sich ein wenig. Ein kleiner Gruß. Immerhin. Ich machte mir ein kühles Bier auf, ließ mich zwischen die Hunde aufs Sofa fallen und genoss den nächtlichen Frieden.

Molly überlebte, und ich machte täglich einen Hausbesuch bei ihr. Wir cremten die blanke Haut am Rücken ein und versuchten ein Scheuern des Halskragens zu vermeiden. Nach ein paar Tagen fing sie an zu stinken. Wir gaben ihr die besten Hautantibiotika, die besten Salben, doch die Katze faulte.

Ich war verzweifelt, es roch widerlich. Ich fing an, an meiner Tat zu zweifeln. Wir alle schauten uns todunglücklich an. Eine Hauttransplantation war noch nicht gängig und eine Tierklinik zu weit entfernt. Die Katze hätte den Transport nicht überlebt. Aber Molly begann zu fressen und stolzierte trotz des Verwesungsprozesses auf ihrem Buckel und ohne Schwänzlein munter durch die Gegend.

Irgendwann begann die Haut, trocken zu werden. Ich gab Basti zu verstehen, dass sie nie wieder Fell am Rücken haben würde und Oma schon mal einen Pullover stricken sollte. Doch dann passierte etwas Erstaunliches: Nach drei Monaten wuchsen wieder kleine Haarareale auf ihrem Rücken. Dieses zähe Wesen überlebte schwer verletzt, und heute, fast zwölf Jahre später, ist der komplette Rücken mit Fell bestückt. Zwar hat die Katze nur einen klitzekleinen Stummelschwanz, aber sie ist trotzdem der größte Mäusefänger auf Bastis Biohof.

Katzen sind wirklich erstaunliche Wesen. Nicht für sie zu kämpfen, wäre bedauerlich. Welch ein Glück, dass Basti so eindringlich vor mir gekniet hatte, dass mir keine andere Wahl blieb. Überhaupt hatte nie zuvor ein Mann so hartnäckig vor mir gekniet.

Die Arbeit einer Tierärztin schwankt sehr häufig zwischen Dramatik, Entzücken, Aufopferung, Wahnsinn, tiefster Erfüllung und Sekundenglück. Es ist ein Beruf der schnellen Entscheidungen, der harten Tritte und ungezählter Wunden. Aber eines bleibt immer: der stete Versuch zu helfen und die unermessliche Liebe zum Tier.

Na ja, das ist ein wenig gelogen.

Molche, Kakerlaken, Stabheuschrecken und Kornnattern

Eine gute Kundin und Meerschweinchenzüchterin hatte zu Hause neben den Nagern noch diverses anderes Getier. Einmal brachte sie zu unserer Erheiterung eine Stabheuschrecke, riesengroße Kakerlaken und eine Vogelspinne mit in die Praxis. Da war unser Nachmittag gerettet. Alle Tierarzthelferinnen versuchten sich durch Mutproben gegeneinander auszuspielen, begleitet von schrillem Gequietsche und lautem Geschrei.

Die Stabheuschrecke fühlte sich an wie eine warme Brechbohne. Sie war majestätisch anzuschauen, und ihre Fühlerchen kreisten wenig beeindruckt im Rhythmus des Gekreisches. Auf einem Baum wäre sie schier unsichtbar. Das heftigste Gebrüll gab es natürlich bei den Riesenkakerlaken. Wir stellten uns vor, dass es keine Kakerlaken seien, sondern braune Riesenkäfer – klappte nicht so ganz. Trotzdem nahm Sabrina, zäh in ihrem Wesen, den Riesenapparat auf ihre Hand, und da schaute sie nicht schlecht, die Kakerlake. Sie dachte wohl, wir würden kreischend davonlaufen. Im Leben nicht! Bis sich das dicke Ding schnell bewegte. Ein lauter Schrei, der braune Klops flog im Salto in seinen Pappkarton, und Sabrina war weg. Hach, war das herrlich.

Die Vogelspinne flößte mir ein wenig Respekt ein. Aber ich war sehr erstaunt, als ich bemerkte, dass sie richtige Pantoffeln an ihren Füßen haben, kleine Pads. Erst als die Besitzerin mir sagte, dass diese Spinne gut springen könne, setzte ich sie umgehend in ihre kleine Transportbox. Wäre sie losgesprungen, direkt in mein Gesicht, ich wäre in zwei Minuten tot umgefallen.

Ein anderes Mal kontaktierte uns telefonisch eine Dame, die uns mitteilte, sie habe einen Axolotl, der wohl unter Verstopfung leide. Meine damalige Assistenzärztin Nadja und ich schauten uns fragend an. In diesen Sekunden ist es für einen Tierarzt mehr als peinlich, eventuell zugeben zu müssen, nicht zu wissen, um welche Tierart es sich dabei handelt.

«Okay, um welches Tier handelt es sich denn, damit ich weiß, ob ich mit einer Seilwinde am Auto los muss oder ob ich mein Kopfmikroskop einstecke», sagte ich dann, um die eigene Unkenntnis ein wenig zu überspielen.

«Es ist ein Molch», erklärte die Dame knapp.

Aha. Ja. Mir dämmerte es. Waren das nicht diese kleinen wabbeligen Amphibien mit lustigen roten Härchen auf dem Kopf? Ich musste googeln, um weitere Details zu erfahren. Der Name Axolotl, so entnahm ich meiner Recherche, stammte aus der aztekischen Sprache und wurde abgeleitet aus *atl* (das Wasser) und *Xolotl* (ein Aztekengott), was so viel bedeutet wie «Wassermonster».

Die Besitzerin des Molchs erschien wenig später im Wartezimmer mit einer Tupperdose, gefüllt mit Wasser. Ich öffnete behutsam die Plastikschale. Dieses glitschige Wesen hatte einen roten Kragen und sah wirklich aus wie ein kleines Wassermonster, das die Burggräben im 15. Jahrhundert bewacht hatte.

Als Erstes stellt sich bei einem Tierarzt die Frage, ob das Tier beißt und ob es große Zähne hat. Das konnte mit einem Nein beantwortet werden. Dieser kleine glibberige Zwerg hatte angeblich, so wenigstens seine Besitzerin, seine für ihn unver-

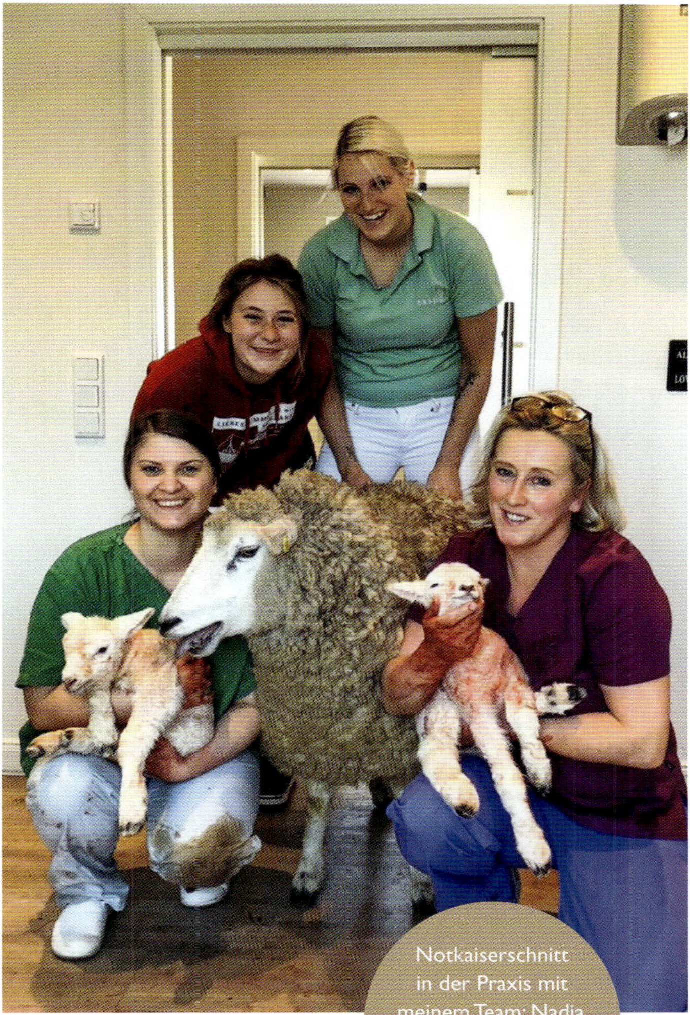

Notkaiserschnitt in der Praxis mit meinem Team: Nadja, Gwyneth, Sabrina und ich (von links nach rechts)

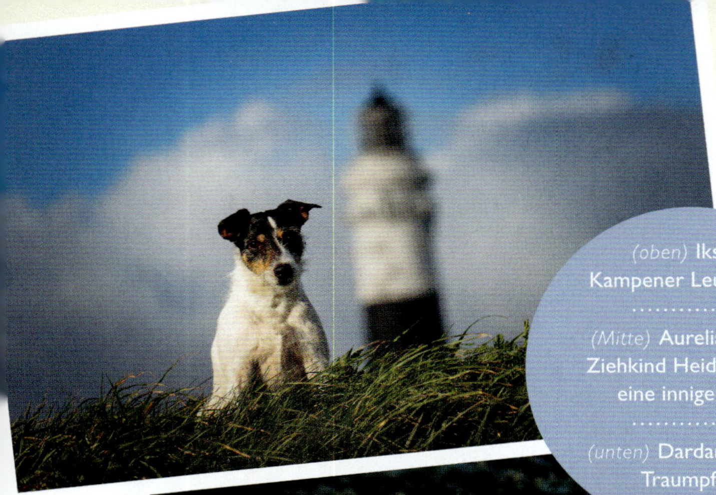

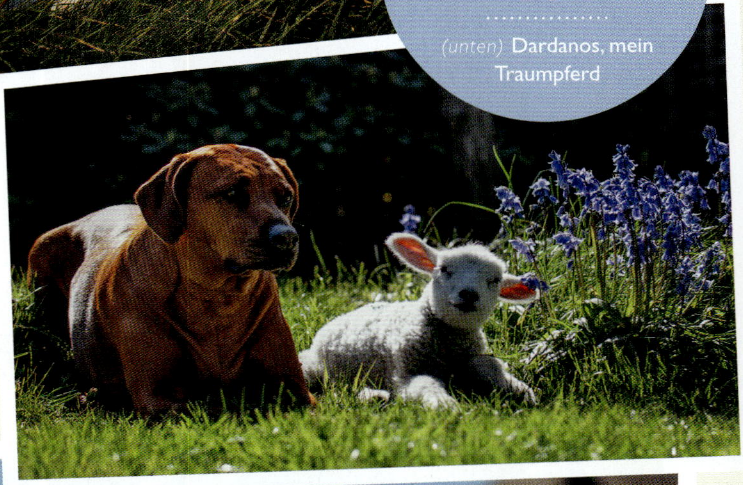

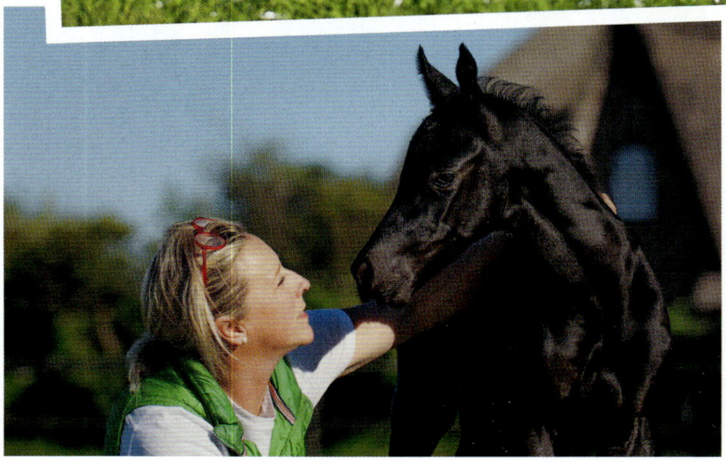

(oben) Iks am Kampener Leuchtturm

(Mitte) Aurelia und ihr Ziehkind Heidi verband eine innige Liebe

(unten) Dardanos, mein Traumpferd

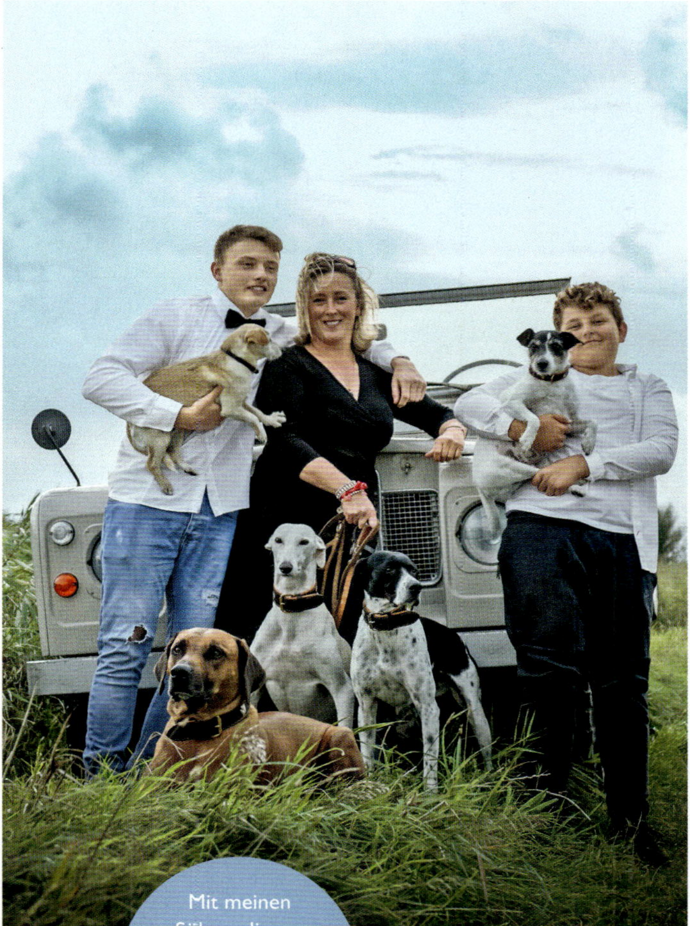

Mit meinen Söhnen Jimmy und Henry und den Hunden July, Iks Jens-Ole, Franzi und Akuma

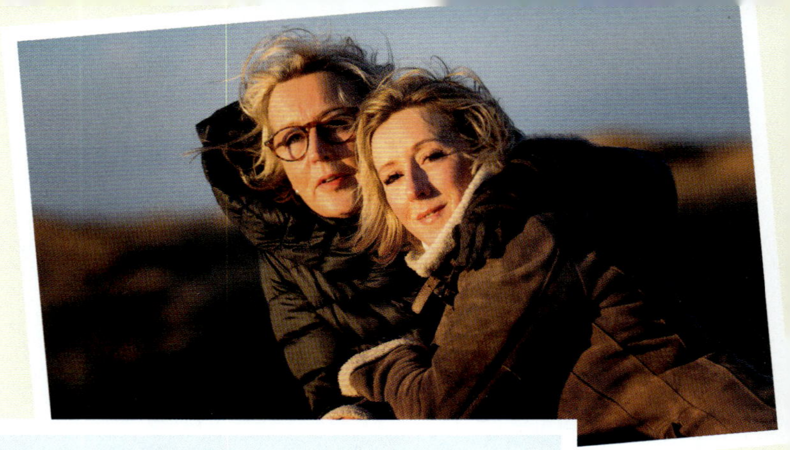

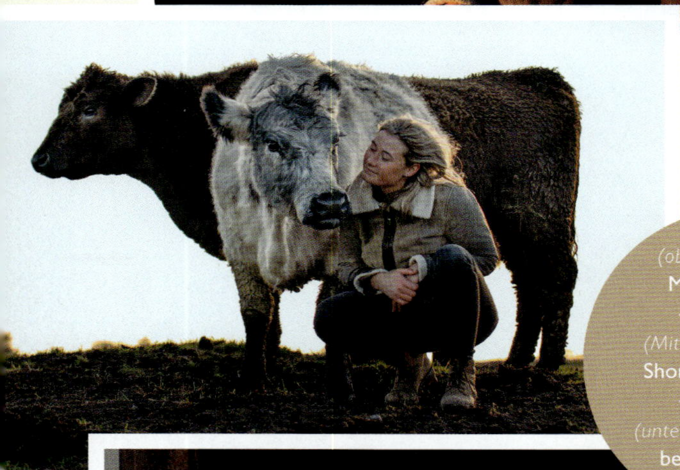

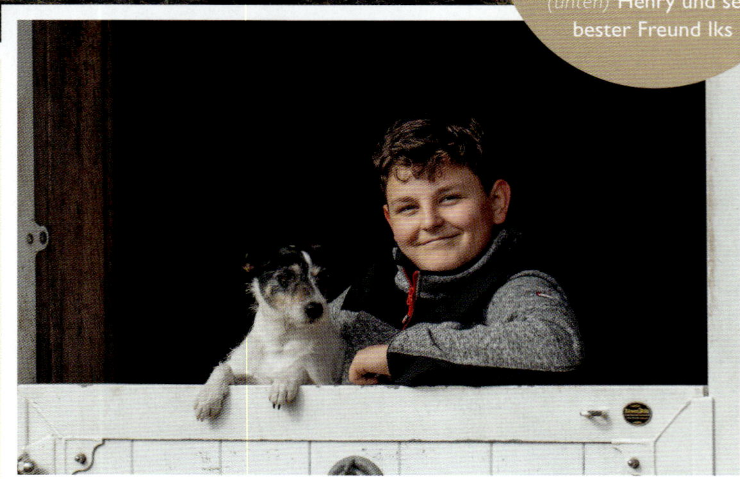

(oben) Mit meiner Mutter Christel

(Mitte) Gwyneth und Shorty auf der Fenne

(unten) Henry und sein bester Freund Iks

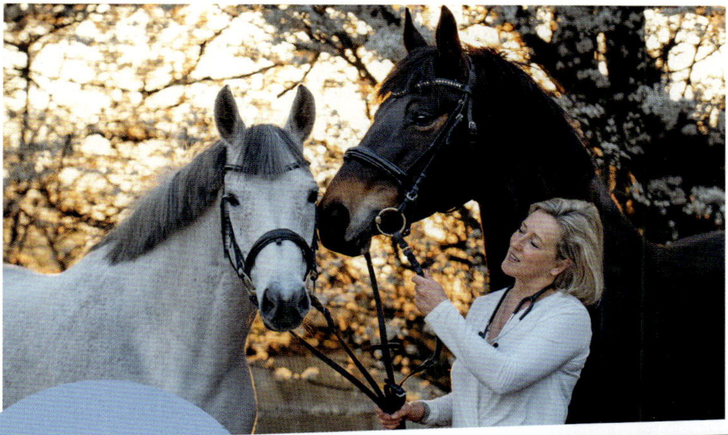

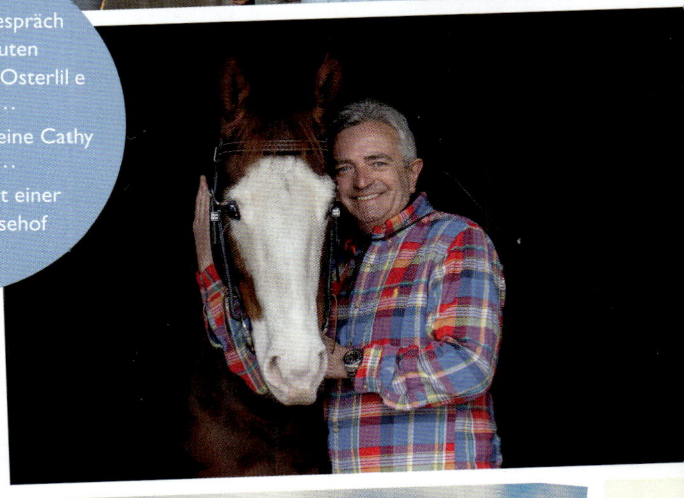

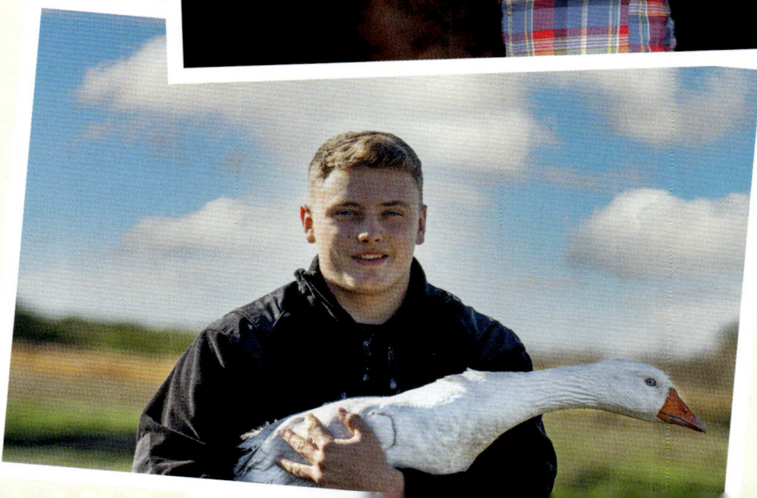

(oben) Im Zwiegespräch mit meinen Stuten Herbstkönigin und Osterlil e

(Mitte) Jürgen und seine Cathy

(unten) Jimmy mit einer Gans vom Gänsehof

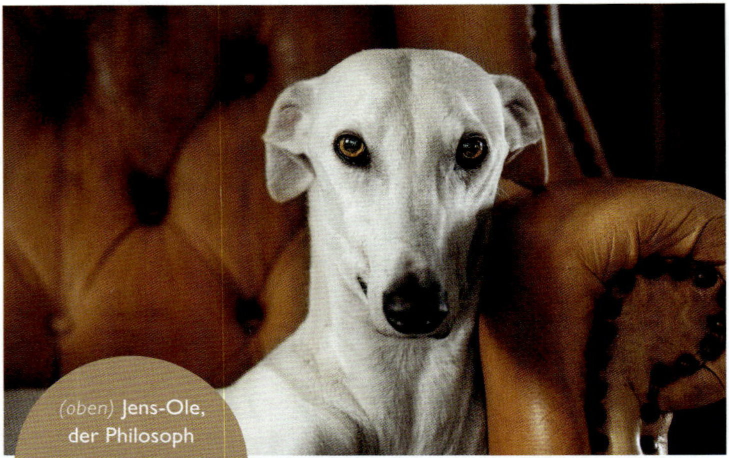

(oben) Jens-Ole, der Philosoph

(unten) Mittagsschlaf mit Iks

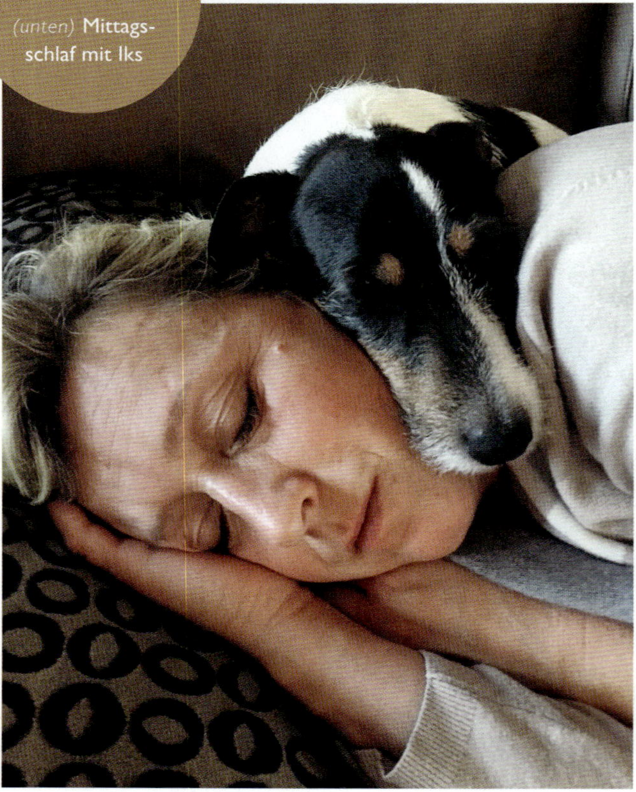

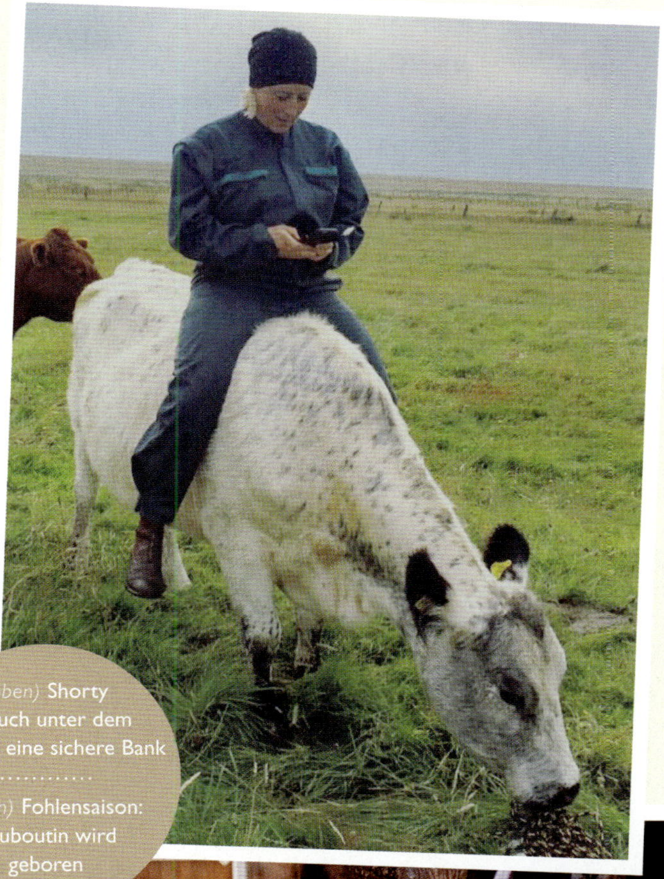

(oben) Shorty ist auch unter dem «Sattel» eine sichere Bank

. . . .

(unten) Fohlensaison: Louboutin wird geboren

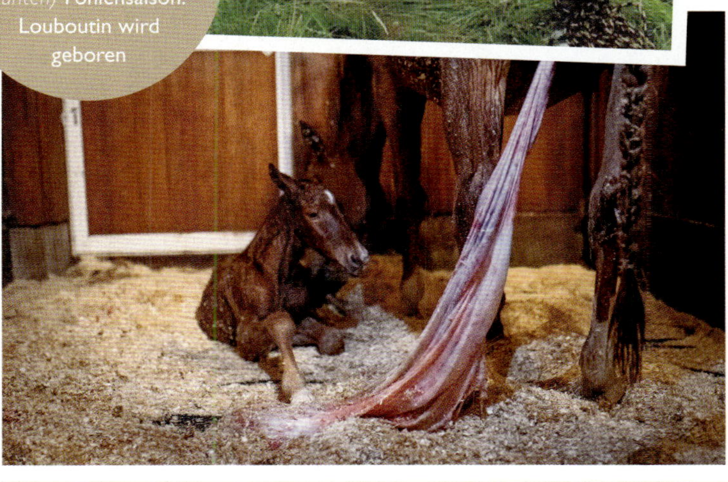

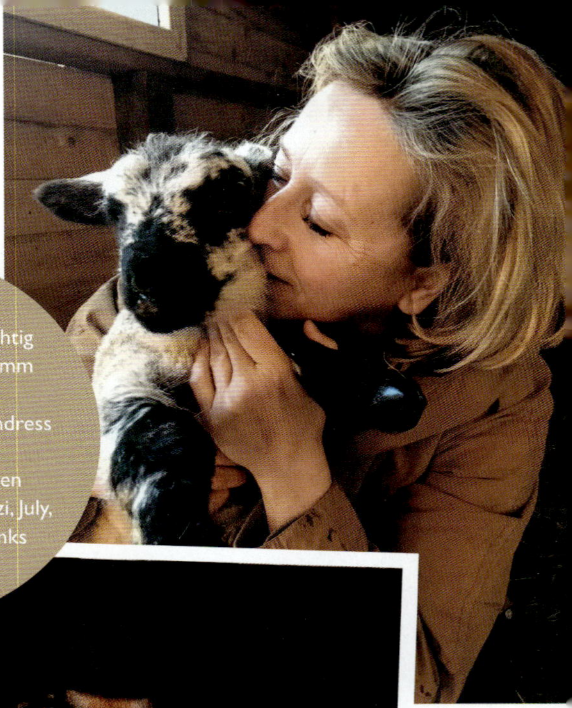

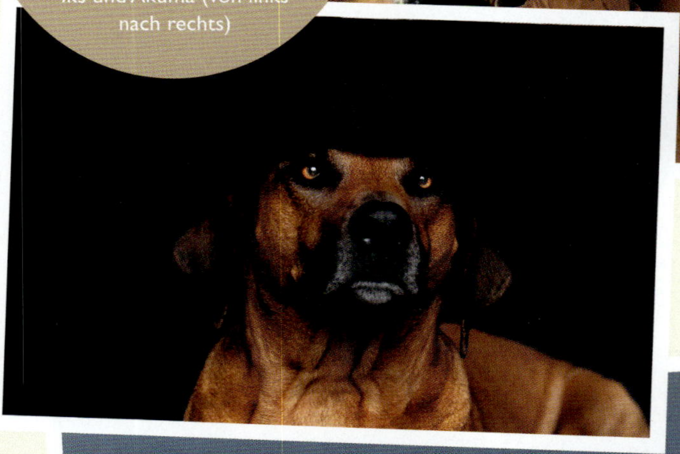

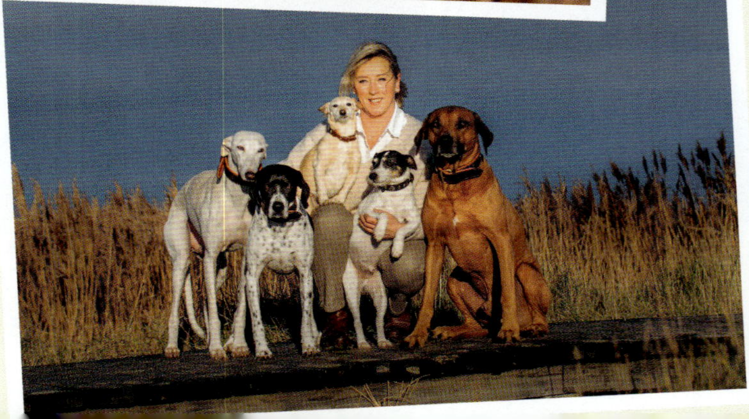

(oben) Auch der Außendienst macht richtig Freude – mit einem Lamm

(Mitte) Akuma im Ausgehdress

(unten) Meine ständigen Begleiter: Jens-Ole, Franzi, July, Iks und Akuma (von links nach rechts)

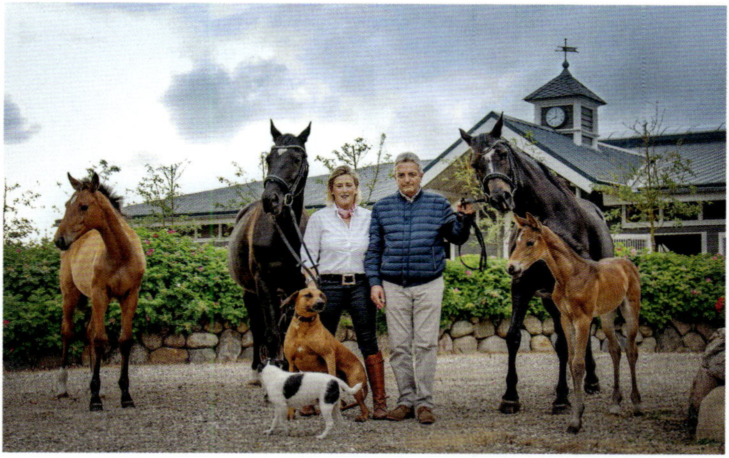

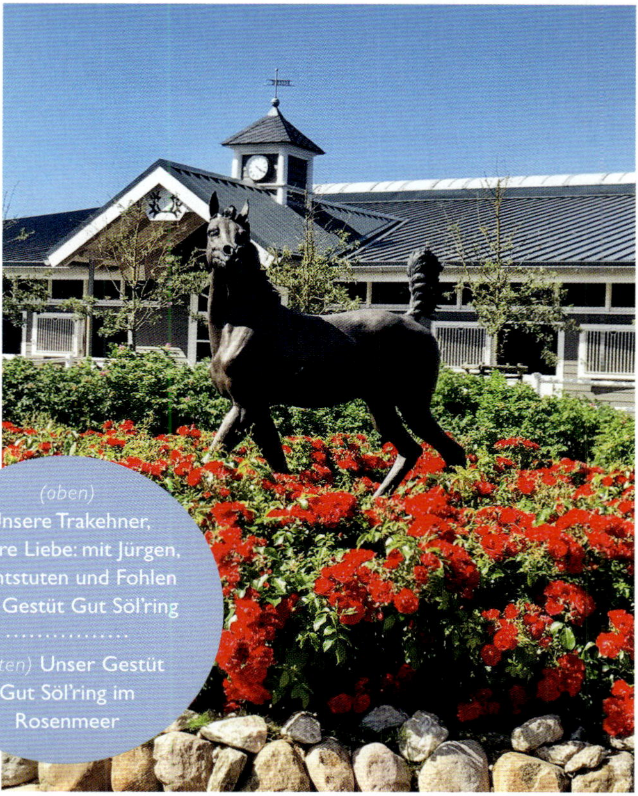

(oben) Unsere Trakehner, unsere Liebe: mit Jürgen, Zuchtstuten und Fohlen vom Gestüt Gut Söl'ring

....

(unten) Unser Gestüt Gut Söl'ring im Rosenmeer

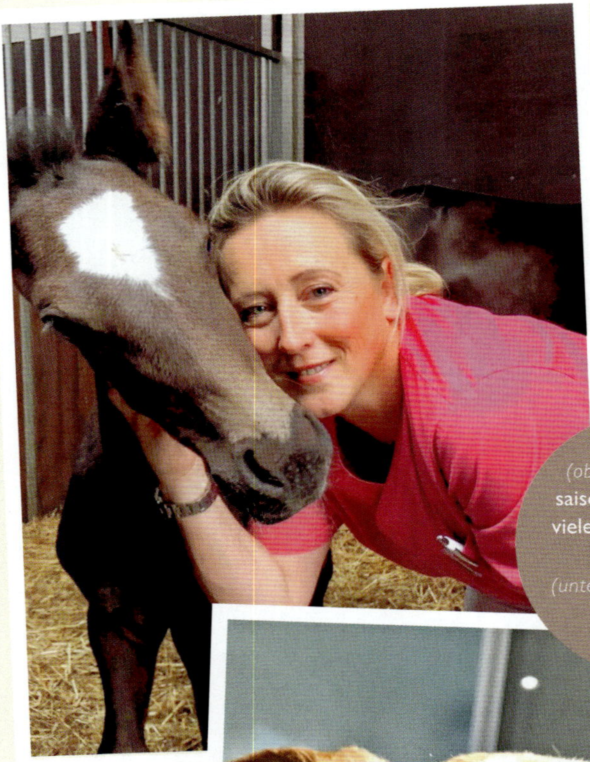

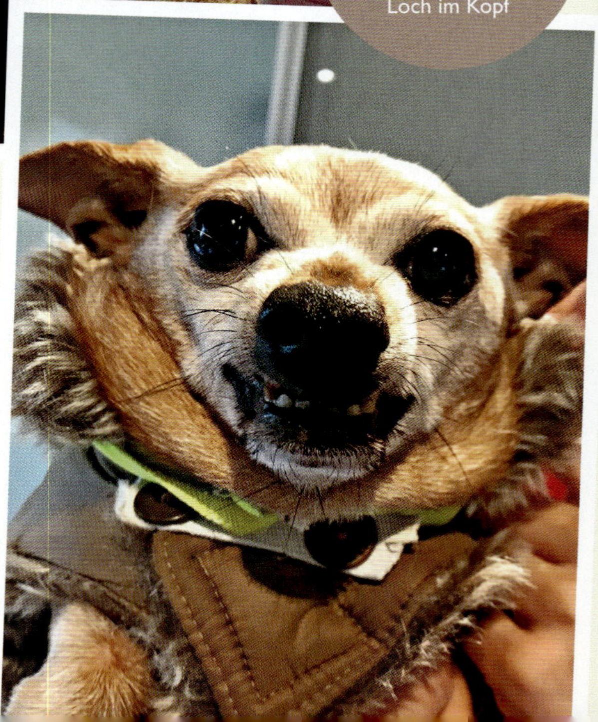

(oben) Die Fohlensaison bedeutet auch viele Schmusestunden

(unten) Bodo mit dem Loch im Kopf

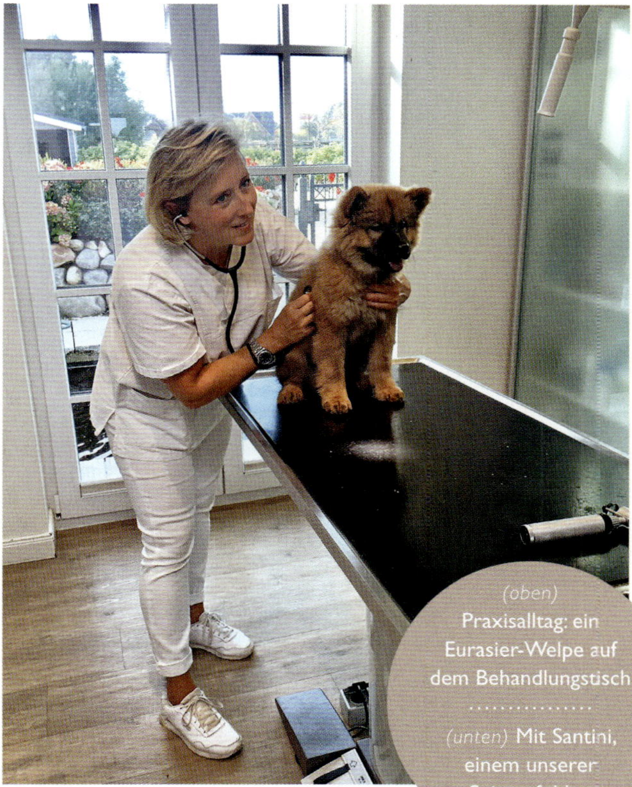

(oben) Praxisalltag: ein Eurasier-Welpe auf dem Behandlungstisch

(unten) Mit Santini, einem unserer Spitzenfohlen

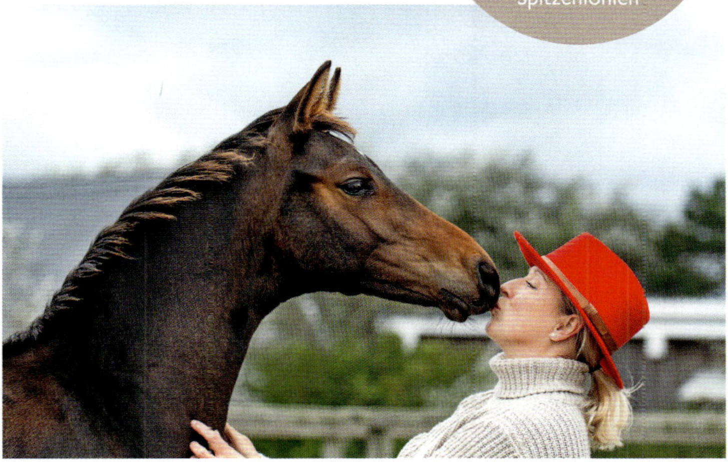

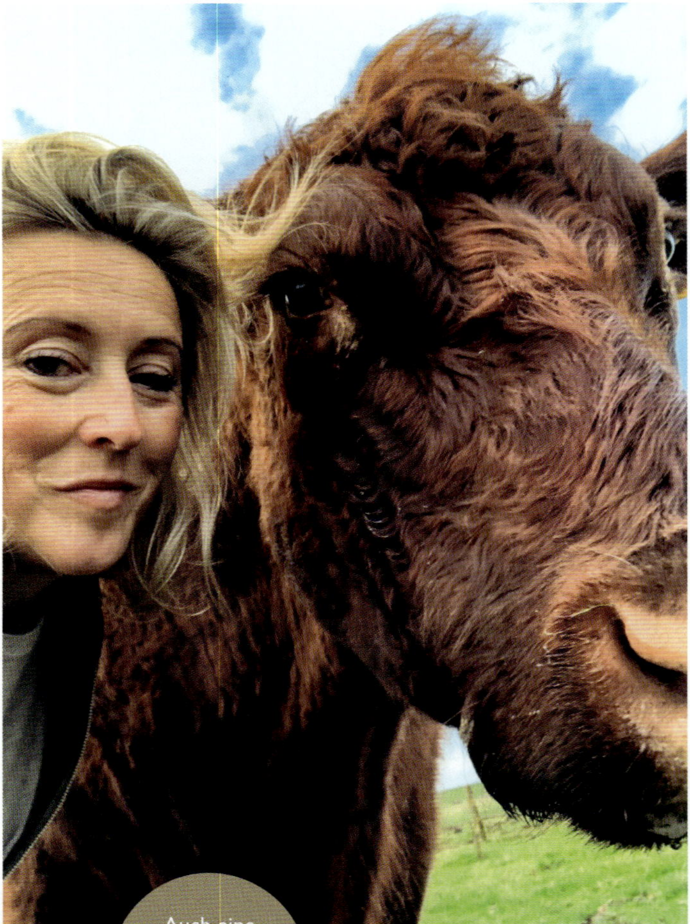

Auch eine Galloway-Dame kann verträumt schauen

trägliche Aquariumstreu gefressen, in der Folge sei er nun sehr apathisch.

Wir hatten sichtlich Spaß, denn zwei Mitarbeiter waren nötig, um dieses schleimige Monster zu röntgen. Wir hatten bei dieser Untersuchung kein narkotisiertes Tier auf dem Tisch, sondern einen äußerst agilen Zeitgenossen, der nicht lange außerhalb des Wassers sein durfte. Wir traten also in unserer kompletten Montur vor den Tisch. Schwere Bleischürze, Strumaschutz, damit die empfindliche Schilddrüse geschützt ist, Bleihandschuhe, Röntgenbrille. Ich schaute in dieser Kampfmontur auf einen sich in der Tupperdose windenden, durchsichtigen Molch mit lustigem Gesicht. Vielleicht gerade mal 140 Gramm schwer. Dann packte ich mir den Molch, in der Hoffnung, dass er nicht durch meine Finger flutschte – was er auch nicht tat –, und legte ihn behutsam auf meine Röntgenplatte. Dort versuchte er, nass, wie er war, eilig durch schwänzelnde Bewegungen dem Tisch zu entkommen. Zu spät, der Axolotl wurde erfolgreich durchleuchtet.

Auf der Aufnahme war kein Sand im Monsterdärmchen zu erkennen. Ich behandelte ihn mit einem homöopathischen Bauchschmerzmittel sowie mit einer Vitamin-B12-Injektion, die unter anderem die Darmmortalität verbessern und den Appetit anregen sollte, sowie einem eiweißreichen Serum, das ebenfalls dazu diente, dass der Hunger wiederkehrte.

Die Homöopathie beruht auf der Grundlage: Ähnliches möge durch Ähnliches geheilt werden. Danach soll ein homöopathisches Mittel so ausgewählt werden, dass dessen Inhaltsstoffe der Grundsubstanz ähnliche Symptome hervorrufen könnten wie die, an denen das kranke Tier leidet. Dabei soll auch der geistige Charakter des Patienten berücksichtigt werden. Zur Herstellung eines homöopathischen Arzneimittels werden die Grundsubstanzen einer Verdünnung (Potenzierung) unterzogen. Das heißt, sie werden wiederholt mit Wasser oder Ethanol verschüttet oder mit Milchzucker verrieben. Die Verdünnung wurde zunächst wegen der Giftigkeit der vielen verwendeten Stoffe durchgeführt.

Die Homöopathie ist jedoch wissenschaftlich umstritten, und auch klinische Studien konnten nach wissenschaftlichen Standards bei der Behandlung von Krankheiten keine über den bekannten Placeboeffekt hinausgehende Wirksamkeit nachweisen. Erfolge werden eher dem Glauben der Patienten an die Wirksamkeit nachgesagt. Nach zwanzigjähriger Berufserfahrung kann ich getrost behaupten, dass die Tiere nicht wissen, was wir ihnen einflößen. Glauben tun sie nur an Leberwurst und Chicken McNuggets. In diesem langen Zeitraum konnte ich jedoch bei unzähligen Tierrassen genau beobachten, ob diverse homöopathische Mittel greifen oder nicht. Und das tun sie. Sie leisten wertvolle Arbeit, weshalb ich sie auch immer wieder einsetze.

Sicher ist, dass jedes Tier ein Individuum ist und nie alle Lebewesen einer Rasse gleich reagieren. Der eine ist sensibler, der andere ein grober Klotz. Es gehören ein sehr gutes Auge und ein feines Gespür dazu, für einen jeden Einzelnen das passende Arzneimittel zu finden. Dazu bedarf es einer Kombination von reiner Schulmedizin und Naturheilverfahren, unter Einbeziehung aller sonstigen Facetten, wie zum Beispiel des Umfelds des Tiers, dessen Aktivität, psychischer Stress sowie eine dem Alter entsprechende ausgewogene Ernährung. Das ist es, was es letztlich ausmacht, einen Patienten ganzheitlich zu betrachten, um dann die richtige Behandlung einzuleiten oder aber auch, um nur etwas in der Lebensweise zu ändern. Das alles zu erkennen, aus dem Besitzer möglichst viele Informationen herauszukitzeln, sie zügig zu analysieren und in der Konsequenz einem tierischen Patienten ein «maßgeschneidertes» Behandlungsschema anzupassen, das ist es, was einen guten Tierarzt ausmacht.

Von jenem Molch haben wir nie wieder etwas gehört, hofften aber, dass das kleine Kerlchen sich wieder vollständig erholte. Gäste wie er heitern die Sprechstunde so richtig auf – ob eine Kornnatter an meiner Behandlungslampe baumelt, Caspar, ein Papagei, meine Hündin July für eine Strandtour im Cabrio abholt, meine Hühner durch die Praxis spazieren: Es bleibt spannend und amüsant.

Die Spermienpolizei oder das Glück der Geburt

Manchmal sind die Lebewesen aber noch viel kleiner als ein Molch, so klein, dass ich sie nur unter meinem Mikroskop wimmeln und zappeln sehe. Das sind Spermien, die hoffnungsvolle Zukunft unserer Trakehner-Pferde. Diese Rasse ist etwas ganz Besonderes, denn zum einen sind sie ein Kulturgut ihrer untergegangenen Heimat Ostpreußen, zum anderen repräsentieren sie die älteste in Reinzucht betriebene Reitpferderasse der Welt. Und dann faszinieren sie uns jeden Tag aufs Neue durch ihre Klugheit, ihr feinfühliges Wesen und natürlich auch durch ihre unverwechselbare Aura.

Außerdem haben sie am Ende des Zweiten Weltkriegs eine der härtesten Leistungsprüfungen abgelegt, die eine Pferderasse je bestehen musste: Vor den Treckwagen ihrer Besitzer gespannt, flüchteten sie einst aus dem Hauptgestüt Trakehnen und ganz Ostpreußen, der heutigen Oblast Kaliningrad, vor der Roten Armee. Über Tausende von Kilometern ging es im tiefsten Winter bei klirrender Kälte über das zugefrorene Frische Haff der Ostsee. Unzählige Pferde und Menschen ließen damals ihr Leben.

Aufgrund einer sehr akribischen Katalogisierung konnten einige Stuten später wieder ausfindig gemacht werden und führen heute seit vielen Generationen das Vermächtnis ihrer Rasse weiter bis hin zu den Stuten in unseren hiesigen Ställen. Ihre Stammmütter standen stets zuverlässig an der Seite ihrer Besitzer und bewiesen Durchhaltevermögen, Willenskraft und ebendiese enorme Stärke in Zeiten des Krieges. Das ist das Erbgut, welches unsere Stuten in sich tragen und auf das ich enorm stolz bin.

Doch zurück zu den Spermien. Die Besamung der Pferde findet fast ausschließlich auf künstlichem Wege statt. Der Natursprung gerät zunehmend in den Hintergrund, sind doch die Gefahren zu groß, dass Hengst oder Stute Schaden nehmen. So kann eine Stute beim natürlichen Deckakt eine Verletzung davontragen, wenn der Hengst zu ruppig ist. Andersherum kann die Stute dem Hengst durch Ausschlagen Blessuren zufügen. Es gibt aber auch noch andere Gründe. Meist steht der gewünschte Hengst mehrere hundert Kilometer entfernt, und niemand kann die Zeit aufbringen, seine Stuten quer durch die Republik zu fahren. Die Gefahr der Übertragung von bakteriellen oder virusbedingten Infektionskrankheiten spielt ebenfalls eine nicht unerhebliche Rolle.

Aus all diesen Gründen werden die Deckhengste einem sogenannten Phantom zugeführt. Es sieht aus wie ein Turnpferd, über das wir als Schüler gesprungen sind, nur etwas stabiler und mächtiger. Sind Hengste in ihrer Deckphase, erinnert dieses Phantom an das wohlgeformte Hinterteil einer schicken Stute. Der Hengst im blinden Liebesrausch springt hinauf – und sein Sperma landet in einer künstlichen Vagina. Das kostbare Gut wird dann mit einem Nährmedium versetzt, das es ermöglicht, dieses Sperma für zwei, drei Tage haltbar zu machen, überallhin zu versenden und einer Stute in der Rosse, in ihrer Paarungsbereitschaft, möglichst am ungefähren Ovulationszeitpunkt, also dem Eisprung, in die Gebärmutter zu injizieren. Und wenn dann alles stimmt und zusammenpasst, erblickt nach ungefähr 336 Tagen ein zauberhaftes Fohlen das Licht der Welt. Bis dahin gibt es aber so einige Hürden zu nehmen.

Unsere Damen kommen auf der Insel immer recht spät in die Rosse. Hier im Norden wird es zu einem späteren Zeitpunkt warm, das Wachstum von Flora und Fauna hängt dem des Festlands rund vier bis fünf Wochen hinterher. So ist nicht selten zu beobachten, dass wir Ende April noch kleine Schneestürme haben – und zwei Stunden später scheint die Sonne, als wenn nichts gewesen wäre. Diese Wetterschwankungen machen es dem Hormonzyklus einer Stute nicht ganz einfach, und so ist die Rosse, welche meist fünf bis sechs Tage dauert, auch gerne mal nach drei Tagen vorbei.

In der ersten Rosse wird zunächst ein Abstrich am Gebärmutterhals gemacht, um sicherzustellen, dass die Stute frei von bakteriellen Erkrankungen ist. Nur in einem gesunden Mutterleib kann ein gesundes Fohlen heranwachsen. Ist das Laborergebnis dann negativ, kann die Stute in der darauffolgenden Rosse, achtzehn bis einundzwanzig Tage später, besamt werden. Es kommen Frischsperma oder Tiefgefriersamen zum Einsatz. Tiefkühlsperma wird insbesondere durch die Teilnahme vieler Hengste an Turnieren eingesetzt, es wird ihnen in einer Phase entnommen, in denen sie nicht aktiv laufen. Durch das Einlagern dann in flüssigem Stickstoff ist die Genetik dieser edlen Pferde auf lange Zeit gesichert, auch über deren Tod hinaus.

Nun ist es in der realen Welt aber so, dass sich die Ovulation einer Stute nicht nach Wochenenden, Feiertagen oder Inselgeschehnissen richtet. Finde ich per Ultraschall heraus, dass sich bei einer rossigen Stute auf einem ihrer Eierstöcke ein etwa drei Zentimeter großer Follikel befindet, rufe ich das Gestüt an, dessen Hengst ich ausgewählt habe. Vorab bekommen die Hengsthalter alle Daten der Stute, die Lebensnummer (jedes registrierte Fohlen erhält eine Lebensnummer, die aus fünfzehn Stellen besteht) und Abstammung und letztendlich auch meine Bankdaten, denn eine Decktaxe kostet zwischen 700 und 1300 Euro. Der Hengst wird dann abgesamt, die kleinen Millionen lustigen Gesellen mit jenem Nährmedium versetzt, und ab geht's in die Post. In der Regel geschieht der Transport über Nacht, damit die «Bande» pünktlich, quirlig und gut gelaunt zum Eisprung in der Stute landet.

Aber stehen die Osterfeiertage vor der Tür, findet die Ovulation mit ziemlich genauer Wahrscheinlichkeit am Ostersonntag statt. Alle Postämter haben geschlossen, auch die Kurierdienste sind nicht erreichbar, denn alle Mitarbeiter haben damit zu tun, Ostereier zu suchen. In derartigen Situationen wird nicht selten ein Gestütsmitarbeiter genötigt, sich ins Auto zu setzen, um das kostbare Gut wenigstens bis zum Autozug auf dem Festland zu bringen, von wo das begehrte Päckchen mit der Bahn über den Hindenburgdamm auf die Insel gelangt. Welch eine Odyssee für Millionen reiselustiger Spermien. Fahrten von einer Hengststation in der Nähe von Berlin bis nach Sylt sind da keine Seltenheit.

Häufig versuche ich an solchen Tagen, meinen Sohn Henry zu bestechen, mit dem Hinweis, er könnte sich doch ein bisschen sein Taschengeld aufbessern. Nicht unwillig macht er sich auch mit Rucksack, Butterbrot und Basecap auf den Weg zum Zug, um aufs Festland zu fahren. Am Bahnhof in Niebüll, dort, wo man sein Auto Richtung Westerland verladen kann, übernimmt Henry, ohne viele Worte zu verlieren – Vierzehnjährige sind in der Regel eher mundfaul –, ein Styroporpäckchen und drückt dem aus dem Berliner Umland angereisten Stallburschen Fahrgeld und einen Obolus in die Hand. Von Weitem könnte das wie ein illegaler Drogenhandel aussehen.

Henry hält dann stolz wie Bolle seine Millionen Freunde,

gut gekühlt mit Eispacks, auf seinem Schoß, bis zwei Beamte der Bundespolizei in Zivil den jugendlichen Reisenden ziemlich genau unter die Lupe nehmen. Sie nehmen das mysteriöse Styroporpaket mit den beiden Röhrchen genau ins Visier. Mein Sohn erklärt dann in verständlicher Weise, dass es sich um sehr kostbare Fracht handele und diese unbedingt gekühlt bleiben müsse, sonst wäre es Mord – und schaut dabei in zwei ziemlich verdutzte Polizeigesichter.

«Geben Sie das bitte wieder her, das ist Sperma, das muss gekühlt bleiben.»

Die Augen der Beamten werden nur noch größer.

Ich finde es herzzerreißend, wie eindringlich sich Henry für diese halb fertigen Kaulquappen einsetzt und selbst der Polizei Dampf unter dem Kessel macht. Probieren wollen die Kollegen dann doch nicht. Und da er entsprechende Dokumente bei sich hat und sich auch die Adresse des Auftraggebers auf dem Paket befindet, kann mein Sohn seine neuen Freunde am Ende unversehrt in meiner Praxis abgeben. Ich lege dann sofort einen Tropfen des Spermas auf einen Objektträger, um ihn mit einem Deckgläschen unter meinem Mikroskop zu untersuchen. Schließlich will ich wissen, ob meine wertvolle Fracht noch zappelt und eine gute Beweglichkeit aufweist, denn das ist das wichtigste Kriterium, nämlich der Erste, Beste und Schnellste bei der Eizelle zu sein. Bundesjugendspiele sozusagen.

Wenn Henry dann fast 336 Tage später nachts im Stall hilft, die kleinen Hufe aus der Eihülle zu befreien und wieder zwei Wochen später mit dem nun auf den Namen Honnery getauften Fohlen auf dem Paddock im Heu liegt und ich vom Küchenfenster aus beobachte, wie er dessen winzige Schneidezähne inspiziert, bin ich dankbar dafür, dass er die Möglichkeit hat, mitzuerleben, wie neues Leben entsteht.

Auch wenn die Beschaffung des Samens aussieht wie organisiertes Verbrechen, so ist die Freude über ein gesundes Fohlen doch größer als alle Kosten und Mühen, die damit verbunden waren. Der schönste Moment für mich ist, wenn die Mutterstute das erste Mal mit ihrem Sprössling Kontakt aufnimmt, der Geburtsschmerz nachlässt, die Stute noch etwas erschöpft und desinteressiert im Stroh liegt, sich dann langsam erholt und ihren Kopf zum Fohlen dreht. Beide Nüstern berühren sich, der allererste Geruch wird wahrgenommen, und die kleine Nüster wiehert leise. Durch die Mutter geht ein tiefes Gluckern, das man sonst nie von ihr hört. Alle Stuten im Stall antworten mit einem leisen Wiehern. Gott, welch ein Segen für den, der das jemals erleben durfte. Da fühlt man die Instinkte, die blanke Natur, so, wie sie ist.

Tage und Wochen davor ist es herrlich zu beobachten, wie die Stuten so langsam Richtung Geburtstermin schleichen, dann sehen die Ladys aus wie prall gefüllte Pralinen mit Überraschung im Inneren. Sie schwenken die drallen Bäuche von rechts nach links, und wenn ich hinter einer von ihnen hergehe, überfällt mich ein inneres Glücksgefühl. Wie nennt Herbert Grönemeyer das? Sekundenglück! Wer aber denkt, dass die strammen Schönheiten nur schleichen können, der irrt gewaltig. Kaum sind die Halfter vom Kopf gezogen, geben diese dicken Murmeln so richtig Gas und buckeln, was das Zeug hält. Die Hinterbeine fliegen in die Höhe, die Leiber heben ab, und es donnern die Hufe über den Boden. Ich möchte nicht wissen, wie die Ungeborenen diesen Freiflug finden, es hat aber auch schon manchmal zu einer schnelleren Geburt geführt als geahnt.

Eine unserer damaligen Stallmitarbeiterinnen, Nina, hatte sich aus Gemütlichkeit einen Onesie bestellt, einen Jogginganzug aus einem Guss sozusagen. Mit Hasenohren an der Kapuze, das fand sie wohl schön. Immer wenn der Fohlenmelder anging (ein System aus Sender und Empfänger: Wenn sich eine Stute in die typische Geburtshaltung niederlegt, sendet der am Widerrist des Pferdes platzierte Überrollbügel Alarm) oder ein Fohlen auf die Welt kam, schlüpfte sie in Sekundenschnelle in ihren Hasenanzug, damit sie keine Zeit verlor und das Anziehen zügig voranging. Das Erste, was dann die Fohlen erblickten, war ein überdimensionales Kaninchen. Die Prägung auf einen Menschen verzögerte sich daraufhin nach Ankunft um wenige Tage.

Kniete Nina in diesem Aufzug bei den Fohlen, musste ich stets in mich hineinlachen, denn von hinten sah ich nur dieses Riesenkarnickel, die Ohren hingen rechts und links herunter. Meister Lampe gab dem neuen Erdling die erste Stärkung Mutterkolostrum aus dem Euter, frisch abgezapft zur ersten Stärkung, bis das Fohlen eine Stunde später kräftig genug war, die Milchbar alleine zu finden. Oft köpften wir in diesen Momenten noch eine Flasche eisgekühlten Champagner, um nachts um zwei den neuen Erdenbürger gebührend in Empfang nehmen zu können. Prost und Helau, und dann ab in die Koje.

Am nächsten Morgen sah ich nach so einer langen Fohlengeburt aus wie ein zerplatztes Sofakissen. Meine Jeans lagen – das Innenleben nach außen gestülpt – im Badezimmer in der Ecke (kein Wunder nach dem Champagner), und dem Shirt merkte man meine Hebammentätigkeit wahrhaftig an. Die Ärmel waren von der Muttermilch gelblich verkrustet; «Biestmilch» ist klebrig wie Honig. Zwei meiner Finger waren trotz hartnäckiger Waschversuche schlumpfblau.

Das Blauspray, welches ich zur Nabeldesinfektion einsetze,

ist ganz gemein und farbecht. Als eingefleischte Tierärztin vergisst man ab und an die Handschuhe – oder man kann ohne einfach besser zupacken. Ein glitschiges Kalb aus dem Geburtskanal zu ziehen, wird mit Handschuhen definitiv nichts. Und da wir alle immer schnell und zügig arbeiten, spielt sich natürlich eine gewisse Routine ein. Und jedes Mal, wenn das Blauspray danebengeht oder die Dose ausläuft, denken wir, verflixte Kiste, die Finger kriege ich die nächsten zwei Tage nicht mehr sauber.

Und wie es der Teufel so wollte, waren Jürgen und ich am darauffolgenden Abend in einem schicken Restaurant zum Essen eingeladen. Ich beobachtete beeindruckt die vornehmen und zarten Finger der anwesenden Damen. Keinerlei Hornhaut, edle Ringe und perfekt manikürte Fingernägel. Mensch, nur einmal so schöne Nägel haben! Die Hände unter dem Tisch zu verstecken, hinterlässt nicht den allerbesten Eindruck, die Pulloverärmel länger zu ziehen, würde mich wie eine pubertierende Sechzehnjährige wirken lassen. Also blieb nur eine Devise: Mut zu Schlumpfblau!

Kampf um das Lämmchen Heidi

Etwa zur gleichen Zeit, wie die Fohlen das Licht der großen, weiten Welt erblicken, werden auch die Lämmchen auf den Salzwiesen geboren. Sie hopsen und springen alle wild durcheinander. So werden in der Periode öfter mal diese wolligen Patienten in unserer Praxis behandelt. Das eine hatte eine schwere Bindehautentzündung, das andere einen gebrochenen Vorderlauf.

In eine Decke eingewickelt, legte Sabrina behutsam das kleine meckernde Bündel mit dem Bruch auf den Behandlungstisch. Leise brummend schraubte sich der nach oben. Das rechte Vorderbeinchen baumelte bei dem Lamm in der Gegend herum. Ein Röntgenbild bestätigte den Verdacht einer einfachen Fraktur. Wir polsterten das Beinchen mit Verbandswatte zwischen seinen Zehen und dem langen Röhrenknochen gut ab, damit es keine Reibung gab. Danach tauchte ich einen ruhigstellenden Verband kurz in warmes Wasser und wickelte dann in kleinen und engen Lagen das komplette Bein ein. Nach nur fünf Minuten war der Castverband bretthart.

Bei Milchlämmchen heilt eine Fraktur in der Regel in vier bis fünf Wochen gut ab. Eine sogenannte Kallusbildung tritt ein, das heißt, zwischen den Knochenfragmenten bildet sich ein Ersatzknochen. Er sieht zwar oft nicht so glatt und gemalt aus, wird seiner Stützfunktion aber mehr als gerecht – und auf ein leicht krummes Bein schaut im Endeffekt hier keiner.

Schließlich hatte der Gips seinen Dienst ordentlich versehen, und meine oszillierende Säge kam zum Einsatz. Extra für diese kleinen Zwerge hatte ich sie im Baumarkt für viel Geld gekauft. Mit der Säge fräste ich vorsichtig den Gips ab, und von da an ging es für den Wicht wieder zurück in die hopsende kleine Welt der Lämmchen.

Ein besonders süßes Lamm trug den Namen Heidi. Welche Krankheit Heidi im Endeffekt hatte, was die Ursache für ihr Problem war, kann ich bis heute nicht eindeutig sagen. Das Lamm wurde vom Schäfer aus der Gruppe genommen, weil es seit der Geburt nicht vernünftig stehen konnte. Heidi hatte einen ausgeprägt guten Appetit, knickte jedoch ständig ein, konnte sich nicht auf den Beinen halten, fand einfach keinen Stand. Heidi wurde ein Flaschenlamm. Eigentlich sollte sie erlöst werden, weil sich selbst nach einer Woche keine Besserung einstellte.

Gwyneth, meine Nichte, ist seit ihrer Geburt mit den Schafen vertraut. Opa John hatte ihr in den einundzwanzig Jahren ihres bisherigen Lebens so ziemlich alles beigebracht, was man über Lämmer und deren Aufzucht wissen muss. Sie verbrachte ihre Kindheit im Schafstall, auf dem Traktor oder bei den Rindern auf der Fenne. Abends holte sie die Gänse in den Stall, half beim Impfen und wickelte schon früh die Siloballen mit der Maschine zu kleinen, runden Futterballen. In Sachen Schafzucht und Lammgeburten kenne ich keine, die ihr Handwerk besser versteht als sie.

Gwyneth zählt zu den Mädels, die anpacken können und beweisen, dass langbeinige Blondinen exakter einen 40-Tonner rückwärts einparken können als die Burschen, deren Arm lang aus dem Fenster hängt. Gwyneth kennt das Kommen und Gehen auf einem landwirtschaftlichen Hof. Sie weiß, welche Mühe es kostet, ein Flaschenlamm großzuziehen, und sie weiß auch, dass es irgendwann, wenn es groß ist, als Zuchttier seine Aufgabe findet oder der Nahrungskette zugeführt wird. Aber dann ohne Schmerz, ohne Angst und ohne Stress.

Weil Lämmer bei ihrer Mutter aufwachsen, unter freiem Himmel schlafen und auf dem Deich keinen Zaun kennen, brachte meine Nichte es nicht übers Herz, ein Tier wie Heidi einschläfern zu lassen. Und so zog Heidi in unsere Praxis ein. In der Küche sah es aus wie in einem Kinderlazarett. Rosafarbene Decken, Babyflaschen, Milchpulver, Wasserkocher, Kuscheltiere, Wärmematte. Es fehlte Heidi an nichts. In der Mittagspause lag sie zusammen mit Ridgeback-Dame Aurelia auf einer Blümchendecke im Garten meiner Freundin Sonja. Stand die Sonne günstig, schienen Heidis Ohren rosarot, und man konnte fast durchschauen. Ulrike, Physiotherapeutin auf der Insel, behandelte Heidi kostenlos, machte Übungen mit ihr, die sie zum eigenständigen Laufen animieren sollten. Sonja, «meine» Tierheilpraktikerin und Akupunkteurin, versuchte täglich mit Nadeln sowie mit Laserakupunktur die Reizleitungen zu aktivieren und damit die Nervenbahnen wieder anzuregen.

Wir ließen nichts unversucht, und Heidi robbte sich mit den Vorderbeinchen voran und zog ihr Hinterteil hinter sich her. Wir bauten Kinderbuggys um und konstruierten die wildesten Wagen. Jeden Morgen war die Praxis vollgekötelt, und vor Beginn der Sprechstunde mussten wir ordentlich durchlüften.

Ich weiß nicht, ob es sich einfacher lebt, wenn man den angeborenen Instinkt, alles und jeden retten zu müssen, nicht in sich trägt – aber ich versuche es bei jedem dieser Fälle immer und immer wieder. Das eine Tier, denke ich dann, das eine Tier wird das schaffen. Wir erleben so oft Tiefschläge, schlafen nachts nicht, füttern und rühren Milch an, massieren Bäuche – und dann liegen die kleinen Patienten am nächsten Tag tot in der Box. Wir schauen in diesen Momenten übernächtigt und mit dicken Augenlidern auf unser geliebtes Knäuel und verfluchen die Tatsache, dass es keine Gerechtigkeit gibt.

Heidi baute nach sechs Wochen stark ab, und unser gesamtes Team bemerkte, dass sie ihr Leben lang nicht auf einen Rollstuhl angewiesen sein dürfe. Schafe können sehr alt werden, manchmal zwölf oder vierzehn Jahre. Sie würde sich wund liegen und bräuchte Vollbetreuung, denn ihre Beinchen spielten gar nicht mehr mit. Wir alle, Gwyneth, mein Praxisteam mit Sabrina, Nadja und Malte sowie Sonja und ich hielten Heidi fest im Arm und ließen sie in der Abendsonne gehen. Hinter dem Taubenschlag nahmen wir sie auf den Schoß und schwiegen.

Ich sagte: «Irgendwo da draußen wirst du von warmen Händen abgeholt, du wirst getragen vom warmen Sommerwind. Wir wünschen uns alle, dass du fröhlich und munter, wie das so kleine Lämmer machen, laut meckernd zu deinen Freunden hopst. Auch wenn du noch so klein warst, wir haben dich fest in unserem Herzen. Du hast unseren Tag bereichert und uns zum Lachen gebracht. Jeden Abend, wenn wir unsere Hunderunde drehen, gehen wir an deinem kleinen anonymen Grab vorbei, an der weißen Traubenkirsche gleich neben der Pferdekoppel, und schenken dir ein Lächeln. Wir werden immer über dich sprechen, der Name Heidi wird noch lange präsent sein, jeder wird wissen, wer du warst und wie tapfer du alles gemeistert hast. Du weißt ja, wir sehen uns wieder.»

An diesem Abend schlüpfte ich in meine Flip-Flops und fuhr nach Wenningstedt an den Strand. Ich gönnte mir einen Aperol Spritz, schnippte meine Gummilatschen von mir und ließ mich in den noch warmen Sand fallen. Ich atmete tief durch. Ich liebe diesen Geruch des salzigen Meers, der leichten Feuchtigkeit und der klaren Luft. Hier war ich in einer anderen Welt. Weg von der Verantwortung und der Dauererreichbarkeit, der Schnelligkeit und der Bedrücktheit vom Tod. Hier war die Uhr auf null gestellt. Ich starrte aufs Meer hinaus und genoss das Kreischen der Möwen. Wenn ich ihnen lausche, bin ich zu Hause.

Ich schaltete mein Handy auf stumm, stützte meinen Kopf auf meine Hand und schloss meine Augen. Ich versuchte, herunterzufahren. Funktionierte nicht. Ich schaute auf mein Handy, vielleicht hatte ich eine wichtige Message verpasst. Ich durfte es nicht auf stumm schalten, es könnte ja was mit unseren Pferden sein. Ich schimpfte mit mir selbst und merkte, dass Tierärzte doch wahrlich eine Macke haben. Es musste doch möglich sein, gerade wenn man mal keinen Notdienst hatte, nicht ständig auf sein Telefon zu achten.

Entspannen auf Kommando fällt mir Arbeitstier wirklich nicht einfach. Ich muss üben, üben, üben …

In diesem Moment klopfte mir Sabrina auf den Rücken.

«Mensch, Chef, was machst ’n du hier?», sagte sie lachend.

«Ich glaube, heute müssen wir alle einen Gang zurückschalten», antwortete ich. «War einfach zu viel in letzter Zeit.»

Sabrina kenne ich seit zwanzig Jahren, sie hat mir schon als kleines Mädchen in der Praxis ausgeholfen. Ihre Ausbildung als Tierarzthelferin machte sie bei einer lieben Kollegin auf der Insel, irgendwann jedoch brauchte sie einen Tapetenwechsel und kam in mein Team. Welch ein Glück ich doch hatte. Bis heute schimpft und schmollt sie herum, wenn die Sprechstunde voll ist: «So ein Mist, ich könnte jetzt mitarbeiten, dir einige Patienten abnehmen. Damals hätte ich Abitur machen und anschließend Tiermedizin studieren sollen. Ich war einfach zu faul, so ein Scheiß. Mit zweiunddreißig kann ich das doch vergessen, nun ist es zu spät.»

«Sabriiiiina», sage ich dann zu ihr, «Sabriiinaaa, ich brauche eine flotte, stets gut gelaunte Tierarzthelferin mindestens genauso dringend. Du musst die Telefonate koordinieren, mich motivieren, Termine machen, den OP vorbereiten, dem Meerschweinchen in Raum 3 schon mal die Nägel schneiden, die Rechnungen rausschicken, Zahlungserinnerungen schreiben, wichtige Medikamente bestellen, dem Veterinäramt Daten faxen, meine Autoapotheke auffüllen, Frau Secklers Futter nicht vergessen, Herrn Liebe trösten und die Blutproben bearbeiten.»

Und wenn das nicht ausreicht, füge ich noch hinzu: «Sabriiiinaaa, du bist hier das wichtigste Glied in der Kette. Keiner hält den giftigen Dackel von Frau Beernbaum besser fest als du. Und wenn ich daran denke, ihm so langsam an die Krawatte zu gehen, dann sagst du: ‹Ja, mein feiiiiiiner kleiner Tooooobyy, ist doch alles gar nicht so schlimm, kriegst doch gleich noch was Leckeres, schau mal, ist doch gleich alles vorbei … Naaaaaa, wirst du mich wohl nicht beißen, du Schlumpf mit Milchzähnen. Na siiiiiehste, war gar nicht furchtbar.»

Eine Tierarzthelferin regelt den ganzen Laden. Sie sieht, dass Frau Möller in Ohnmacht fällt, ehe sie das selbst weiß. Sie zündet ein Kerzlein an, wenn uns ein kleines Seelchen verlässt. Sie ist sich für nichts zu schade, kniet im Dreck, hält Infusionsflaschen oder steht im Regen auf dem Parkplatz und tröstet die Menschen. Sie verhandelt Rabatte und bekommt noch drei Fleecejacken gratis on top. Sie schwindelt, ich sei schon unterwegs, dabei beiße ich gerade noch einmal schnell in mein Brötchen. Sie näht Wunden mittlerweile besser zusammen als ich und verfüttert Leckerlis wie Kamellen im Karneval. Was bitte wären wir ohne sie? Zumindest nicht das, was wir jetzt sind: das perfekte Team!

Alle fallen um in der Praxis

Es war an einem Mittwochmorgen, um acht Uhr kam schon unser erster Patient, Lui, ein Border-Collie-Rüde. Er hatte einen kleinen Tumor am Hals, den wir operieren mussten. Sein Frauchen war eine junge Dame, sehr zart besaitet. Ebenfalls an diesem Morgen hatten wir eine Schülerin aus Brasilien als Praktikantin. Leticia war im Austausch hier und wollte später einmal Tierärztin werden.

Lui saß mit großen Augen, aber artig auf dem OP-Tisch. Ich hockte direkt vor ihm und rasierte sein Bein, rechts hielt Assistenzärztin Nadja die Pfote fest und staute die Venen für die bereitliegende Braunüle, links stand Frauchen Birte, eigentlich ein junges Mädchen. Birte war recht schmal und hinter Lui fast nicht zu sehen. Leticia befand sich hinter mir und schaute sich alles aus sicherer Entfernung an. Ich pikste Lui die blaue Braunüle in den Unterarm und klebte sie fest. Keinen Mucks machte der gute Kerl.

«Lui, bleib, sei ein artiger Lui, du bist so fein, ein tapferer Junge.» Die Ansage kam von mir. Border Collies sind Befehlsempfänger, sie hängen einem an den Lippen und wollen immer alles richtig machen.

Ich setzte meine Spritze auf die Braunüle und begann langsam, das erste Narkosemittel zu injizieren. In diesem Moment ließ Birte Lui los und klappte wie ein Taschenmesser zusammen. Zack, da lag sie. Lui verfolgte mit schweren Lidern die Flugkurve von Frauchen.

Ich hielt weiterhin Luis Pfote mit der Spritze fest. Seine

Augenlider wurden schwerer und schwerer. Just in diesem Moment fiel Leticia kopfüber ungebremst auf den OP-Tisch, rechts an mir vorbei.

«Na, hier ist ja was los», murmelte ich vor mich hin. Dann sackte auch Lui zusammen. Houston, wir haben ein Problem, war mein nächster Gedanke, wen retten wir zuerst? Cool bleiben, du hast als Stewardess gelernt, in Gefahrensituationen gelassen zu reagieren und den Überblick zu behalten.

«Donnerwetter», meinte Sabrina, die plötzlich in der Tür auftauchte. «Was stimmt denn bei euch nicht?»

Ich legte Lui auf die Seite, und Nadja behielt seine Atmung im Auge. Er war erst einmal der wichtigste Patient, Ohnmächtige hatten wir schon öfter, die berappeln sich schnell wieder. Anschließend zogen wir Leticia in den Flur, Füße hoch und Kopf auf ein Hundekissen. Atmung auch hier normal, Gesichtsfarbe rosarot. Weil Birte langsam wieder zu sich kam, legten wir sie zwei Meter weiter in den Aufwachraum auf eine OP-Matte. Füße hoch und ein bisschen Zucker. Es ist immer ratsam, Cola und Schokolade im Haus zu haben, das bringt den Glucose-Stoffwechsel in Gang.

«Mal sehen, wer als Letzter steht», überlegte Nadja und lachte.

Einerseits war es für mich als Tierärztin nie von Nachteil gewesen, wenn die Besitzer bis zum Einschlafen ihrer Lieblinge dabei waren und sich dann leise von dannen machten. Die Tiere haben so nie das Gefühl, jemandem Fremden komplett ausgeliefert zu sein, haben sie doch durch die Bank Angst. Andererseits blieben nicht alle Besitzer in dieser Situation gelassen. Die Männer fingen meistens beim Festhalten ihres Hundes, wenn ich den Venenkatheter ins Bein schob, fürchterlich an zu schwitzen; sie schauten an die Decke, während sich Schweißperlen auf der Stirn entlang bildeten. Ich konnte mir nicht vorstellen, wie diese Männer die Geburt ihres eigenen Kindes überstehen sollten. Einer von ihnen verließ einmal fluchtartig den OP-Vorbereitungsraum und flog ohnmächtig in unsere Stuhlgruppe im Wartezimmer. Es polterte laut. Sabrina – wer sonst – schnappte sich Häuptling Bleichgesicht und setzte ihn wieder in die Senkrechte, schob ihm einen Schokoriegel in den Mund und klopfte ihm rechts und links ordentlich auf die Wangen. Nachdem das männliche Geschlecht erkannte, dass er vor einer grinsenden Blondine den Abflug gemacht hatte, verabschiedete er sich zügig und murmelte, dass seine Frau später den Hund abholen würde.

Sabrina schloss die Tür zum Aufwachraum hinter sich und kehrte zurück ins Ohnmachtslager.

«Wie haben Männer bloß Kriege gewonnen?», sagte sie, schüttelte den Kopf und brachte Lui, der mittlerweile ordentlich schnarchte, in den gegenüberliegenden Zahnsteinraum. Aus dem Aufwachraum hörte ich eine leise Stimme: «Ja, Mama, der Lui liegt im Zahnsteinraum und ich im Aufwachraum.»

Als wir mit allem fertig waren und jeder wieder Herr seiner Sinne war, setzte ich mich für einen Moment hinter die Praxis an unseren Pferdestall und dachte: Da fängt der Tag gerade an – und schon hat man in zwei Minuten ein kleines Chaos angerichtet. Gut hätte ich eine Zigarette rauchen können. Nach einem solchen Narkose-Zwischenfall hätten viele sicher sogar zu einem Joint gegriffen. Da ich aber weder rauche noch weiß, wie man eine Tüte faltet, nahm ich mir eine Tasse Kaffee und rief den nächsten Patienten in mein Behandlungszimmer – eine Katze.

Nach einer gründlichen Untersuchung sowie einer Impfung

fragte mich der Besitzer der Katze: «Frau Petersen, ich muss Sie unbedingt noch etwas fragen. Mein Kater frisst mir aus der Hand, aber meine Katze nicht, kann man da was machen?»

Ich drehte mich zu dem Mann um und schaute in ein völlig ernstes Gesicht. Für den Bruchteil einer Sekunde ertappte ich mich dabei, wie ich ihm anbieten wollte, es mit einer total tollen, aber sehr kostspieligen Futterspritze zu versuchen. Diese würde nämlich dafür sorgen, dass das Kätzchen seine Hand lieben wird und nie wieder aus dem Napf frisst. Ich kann manchmal nicht nachvollziehen, was in den Köpfen mancher Tierfreunde los ist.

Gerade am Tag zuvor hatte mich jemand gefragt, während er seinen Kater Charly auf den Tisch hievte, ob der Biss da im Oberschenkel auch ein Menschenbiss sein könnte. Ja klar, dachte ich und malte mir dann aus: Onkel Ludwig hatte seiner Nichte mal so richtig eins auswischen wollen, hatte sich den Kater geschnappt, der sowieso immer ins Gemüsebeet pinkelte, und ihn kräftig in den Oberschenkel gebissen. Daraufhin war er angezeigt worden, weil man noch einen identifizierbaren Zahn in Charly gefunden und Onkel Ludwig am Mittagstisch schwarze Haare zwischen den restlichen Zähnen hängen hatte. Die Vorstellung entbehrte jeder Logik, aber sie gefiel mir trotzdem.

Mann, Mann, Mann, was uns doch alles zu Ohren kommt. Aber es hat den großen Vorteil, dass wir immer Gesprächsstoff haben und unser Zwerchfell häufiger vibriert als geplant. Lachen ist ja gesund.

Aber selbst wir sind nicht gefeit davor, ähnlichen Blödsinn zu verzapfen. Vor allem, wenn man täglich Umgang mit den verschiedensten Instrumenten hat und meint, man könne sich den Arzt generell sparen, man ist ja selbst einer. Also wendet man das eine oder andere Instrumentarium bei sich selbst an. Es begann damit, dass ich einmal ein Stück Ananas ganz hinten zwischen den Zähnen sitzen hatte und trotz Spülen und Putzen nicht rausbekam. Umgehend fand ich mich rücklings auf dem Behandlungstisch wieder, die riesige LED-Lampe in meinem Rachen. Sabrina konnte sich dann endlich einmal als Vollveterinärin ausprobieren – an ihrer Chefin. Mit der Fremdkörperzange und beleuchteter Lupe zog sie den Störenfried aus dem Zahnfach. Bei Blasenentzündungen wird bei uns auf einen Urinstreifen gepinkelt und im Labor akribisch analysiert.

Opa John nahm bei Hautabschürfungen seiner Kinder immer das gute alte Blauspray für Rinder und Schafe. «Immer drauf damit», sagte er sich. «Hilft ja schließlich bei den Kühen und den Hammeln.» Früher hatte er sogar den Kindersitz seines alten Suzuki-Jeeps mit Kälberstricken gesichert. Ja, das waren die Sicherheitsvorkehrungen zu Opas Zeiten.

Wir haben uns auch schon unter Gekicher und Geschrei kleine Hautwarzen entfernt und unsere Gallenblase per Ultraschall erkundet. Tierärzte haben in der Labordatei Namen wie «Hasi» oder «Kalleschatz» – möglichst anonym werden Urinproben untersucht oder diverse andere Laboruntersuchungen durchgeführt.

Dauert beim Arzt ja immer so lange.

Marder in der Katzenfalle

Es war tiefste Nacht, als mich mein Notfallhandy aus dem Schlaf riss. Am anderen Ende der Leitung hörte ich eine leicht hysterische Dame rufen: «Frau Petersen, hier Frau Johannsen, ich störe Sie ja ungern nachts um drei, aber ich habe einen Marder in der Küche. Das Biest ist durch die Katzenklappe eingedrungen und hat sich über das Futter von unserem Kater Carlo hergemacht. Und als der sich mit dem Marder in den Haaren hatte, bin ich durch das Poltern wach geworden. Als ich dann in die Küche kam, verschwand der Marder hinter dem Heizkörper und steckt jetzt fest, Sie müssen rasch kommen und ihn erledigen.»

«Frau Johannsen, bleiben Sie ganz ruhig, ich schlüpfe schnell in meine Klamotten und bin gleich da.»

Ich tastete mich im Dunkeln ins Badezimmer und knipste erst dort das Licht an, um Jürgen nicht zu wecken. Gott, wie ich das hasste, aus dem warmen, muckeligen Bett ins grelle Licht zu schauen und in die kalte Jeans zu schlüpfen. Als ich fertig angezogen war, ging ich nach unten, schnappte mir meinen Notfallkoffer und warf ihn, als ich das Haus verlassen hatte, auf die Rückbank meines Jeeps. Danach startete ich mein Auto. So leise wie möglich fuhr ich vom Hof Richtung Keitum, wo Frau Johannsen wohnte.

Das Schlimme an den Sylter Straßen ist, dass nachts nicht alles beleuchtet ist, Hausnummern fast gar nicht zu erkennen sind und viele in zweiter Reihe hinten im Garten wohnen. Ich tastete mich Haus für Haus voran und fand schließlich eines mit beleuchteter Küche. Hier muss der Lump hinter der Heizung hängen, dachte ich.

Als ich in die Küche trat, sah ich einen Katzennapf, randvoll mit duftendem Dosenfutter. Von Kater Carlos war weit und breit keine Spur. Ich kniete mich unter den Küchentisch und spähte zwischen die weißen Heizungsrohre. Ja, da steckte ein braunes Etwas, eingequetscht in einer misslichen Lage. Ich kannte mich mit Marder-Narkosen nicht so aus und dosierte eine gute Katzendosis. Wildtiere brauchen erfahrungsgemäß immer etwas mehr.

«Machen Sie ihn tot, Frau Petersen, der richtet nur Schaden an», zeterte der pinkfarbene Bademantel.

«Ich mache den gar nicht tot, Frau Johannsen», antwortete ich. «Ich gebe ihm jetzt eine Narkose, und dann nehme ich den Räuber mit, und danach schauen wir mal.»

Ich steckte meine Spritze durch die Heizungsrillen und versuchte, nicht gerade das Auge zu treffen. Ein lautes Fauchen war die Antwort. Zwei Minuten später erschlaffte der Übeltäter und rutschte wie ein nasser Sack unter dem Heizkörper hervor. Ich packte ihn am Schlafittchen und war entzückt von seinem Aussehen. Ein tadelloses, glänzendes Fell, weiche Tatzen und zwei schneeweiße Fangzähne lugten unter seiner Lippe hervor. Es musste ein Jungtier sein, vielleicht gerade mal ein Jahr alt.

Ich schaute gleich nach seinem Geschlecht. Mit dem ersten Griff überprüft ein Tierarzt immer, ob das Tier Hoden hat, der zweite Blick gilt dem Gebiss. Es war ein junges, bildhübsches Marderweibchen. Ich empfahl Frau Johannsen das Anbringen einer elektronischen Katzenklappe, die per Halsbandsender nur Kater Carlo Zutritt gewährt und unerwünschte «Gäste» draußen lässt. Anschließend verabschiedete ich mich und legte das Marderweibchen auf meinen Beifahrersitz.

Das Küchenlicht erlosch, und da saßen wir nun in meinem Auto. Es war mittlerweile kurz vor vier, das Radio spielte «Über den Wolken» von Reinhard Mey. Das kleine Wesen lag tief schlafend, fast grinsend neben mir, und ich musste schmunzeln über die Zähnchen, die aus dem Mund hervorlugten. Wie kann man so ein schönes Tier nur umbringen?, überlegte ich. Na gut, wenn es meine Autoschläuche durchbeißen oder meine Hühner killen würde, dann würde ich sicherlich auch nicht seine beste Freundin werden. Doch nun stellte sich die Frage: Wohin mit dem Marder? Sollte ich nachts durch die Gegend fahren und ein wildes Tier irgendwo aussetzen? Der Gedanke gefiel mir aber nicht so recht, denn noch war der Marder narkotisiert und damit vor nichts und niemandem geschützt. Erst wollte ich daraufhin das Tier in einem Stall ins Stroh betten, aber die Bauern, die Gänse und Enten halten, würden mich lynchen, das ging auf gar keinen Fall.

Mir kam dann die zündende Idee. Ich fuhr zu einem Kindergarten, der direkt am Watt lag. Dort gab es eine kleine Holzhütte, in der die Kinder immer Verstecken spielten. Ich legte das Marder-Mädchen dort hinein – ein windgeschützter und trockener Ort, falls es regnen sollte. Zumindest bot sie so lange Schutz, bis die Narkose nach einer guten Stunde ausgeschlafen war. Würden die Kinder um acht Uhr morgens kommen, wäre die Katzenfutterdiebin über alle Berge. Ich freute mich, das klang nach einer sinnvollen Vorgehensweise.

Ich fuhr nach Hause und bemerkte, wie es am Horizont schon hell wurde. Jetzt noch mal in den Schlaf zu finden, war so gut wie unmöglich. Also kochte ich mir einen heißen Kaffee und las auf meinem iPad die neuesten Nachrichten.

Am nächsten Morgen kontrollierte ich das Holzhäuschen, es war leer. Erleichtert fuhr ich über die Keitumer Wiesen, mein Radio spielte Schmusesongs, und ich summte mit. Ich ließ meine Augen in die Ferne schweifen, wo Galloway-Rinder im hohen Gras lagen und Austernfischer laut kreischend über die Weide fegten. Plötzlich fiel mein Blick auf ein braunes Knäuel, das sich nahe am Texasgatter in Seitenlage befand. Das war keine normale physiologische Stellung für eine Kuh am helllichten Tag, das war eine für eine Kuh, die ein Kalb zur Welt bringen wollte. Oder? Ich fuhr langsamer und fokussierte meinen Blick, um etwas mehr zu erkennen. Ich hatte richtig vermutet. Schließlich bremste ich ab, bog in einen Schotterweg ein, hielt an und stieg aus.

Mit ruhiger Stimme sprach ich auf die kalbende Mutterkuh ein. Sie hatte sich zur Geburt so miserabel positioniert, dass das Neugeborene während der Austreibungsphase gegen den steinernen Futtertrog gepresst wurde und so nicht herauskommen konnte. Ich hüpfte über den mit Schlick und Entengrütze gefüllten Graben und hielt mich – drüben angelangt – krampfhaft am Ufergestrüpp fest, um nicht rückwärts ins Wasser zu fallen. Dann kletterte ich über das Texasgatter und hinter die Kuh. Ich versuchte sie aufzuscheuchen, damit sie sich irgendwo anders hinlegte. Aber manchmal sind Rindviecher wirklich zu nichts zu bewegen.

Mit meiner frisch gewaschenen Jeans kniete ich mich in den aufgeweichten Lehmboden und versuchte den monströsen Hintern wenigstens etwas herumzuschieben. Kopf und Vorderbeine des neuen Erdenbürgers waren bereits zu sehen. Die Zunge vom Kälbchen hing lila und leblos seitlich aus seinem Mäulchen. Ich stützte meinen Fuß gegen den Metallpfosten vom Gatter, und es machte «Ratsch». Ich hatte natürlich keine

Arbeitsschuhe an. Konnte ich denn ahnen, dass ich unvorbereitet Geburtshilfe leisten müsste? Mein großer Zeh lag im Freien. Durch das Abstützen hatte er sich durch meine teuren UGG-Boots gebohrt.

«Moin, mein Freund», meinte ich sarkastisch, «hättest ja noch bis zum Winter warten können, Schweinehund.» Na ja, was sind UGG-Boots gegen das Leben eines Kälbchens.

Irgendwie schaffte ich es, den Hintern so zu drehen, dass ich das glitschige Kalb mit Ach und Krach herausziehen konnte. Geringfügig vollgeschleimt und dreckig sprang ich zurück über den Graben und ins Auto. Sofort informierte ich den Besitzer, er solle doch bitte nach meinen zwei Patienten schauen und dem Kalb eine Ohrmarke eindrücken.

Als ich die Hofeinfahrt hinauffuhr, hielt ich an der Mülltonne an, kurbelte das Fenster an meiner Seite herunter und versenkte meine Boots. Teure Geburtshilfe.

In der Praxis erwartete mich ein frisch aufgebrühter Kaffee. Mein erster Patient war eine kleine beigefarbene Hündin. Der Besitzer berichtete, dass sie plötzlich und wie aus heiterem Himmel losrenne, sich schlagartig hinsetze, wie von einer Biene gestochen wieder aufspränge, zum Hinterteil schaue, jaule. Ich untersuchte akribisch jede Ecke und fand nichts. Ich drückte die Analdrüsen aus, die zwicken ja auch mal, ich schaute ihren Anus an, ich schaute in der Falte ihrer Vagina, ob sich dort eine fiese Zecke festgesetzt hatte, nichts. Ich wusste mir nicht weiter zu helfen und spritzte ihr ein Schmerzmittel.

Es wurde und wurde aber nicht besser. Ich untersuchte den Urin, ob eine bakterielle Infektion der Grund sei und kleine haarfeine Mikrorisse in der Schleimhaut eventuell durch den Urinabsatz zu einem Brennen in der Scheide führten. Es war zum Verzweifeln. Teilweise benahm sich der junge Hund so, als ob er kleine epileptische Anfälle hätte.

Am dritten Tag legte ich die Hündin noch einmal auf den Rücken, um mir die Scheide genauer anzusehen. Mit einem kleinen Spekulum untersuchte ich den Vorhof, und da entdeckte ich in der Tiefe ein Haar. Sollte das der Grund sein? Ich holte die Fremdkörperfasszange, griff vorsichtig durch meine schwarzen Trichter hindurch und erfasste das Haar. Was dann zutage kam, war eine ganz gemeine, lange und außerordentlich piksende Getreidegranne, die mit ihren Widerhaken gut anderthalb Zentimeter maß.

Die Hündin schrie wie am Spieß. Da hatten wir den Übeltäter. Bitte, wer hätte das geahnt? Dass so ein stacheliges Ding solche Symptome zeigte, war durchaus nachzuvollziehen. Die kleine Maus bekam eine Antibiotikaspritze, einen Entzündungshemmer sowie Salbe für ihre Scheide.

Herrchen fragte daraufhin: «Kann die Paula denn wieder Pipi machen, oder geht das mit der entzündeten Puschemaika nicht so gut?»

«Mit der was?», hakte ich nach.

«Na, mit der Puschemaika», wiederholte Herrchen.

Ich musste herzhaft lachen. Was gibt es doch nur für unterschiedlichste Namen für die Geschlechtsteile.

Ein älterer Herr meinte einmal: «Mimi hat da unne was.»

Ich fragte: «Wo da unne, am Po? An der Rute, am Fuß?»

«Nee, Frau Petersen, da an der Puseratze.»

«Aha, an der Puseratze», sprach ich ihm nach.

Es geht noch besser: Brumsummsel, Purzelmax oder Mursula. Die Liste ist lang – für «da unne» gibt es wirklich die tollsten Namen.

Das Schwein namens Wilma bekommt Ferkel

Vor vielen Jahren wurde auf Sylt mal wieder ein *Tatort* gedreht, und dazu brauchte das Filmteam drei Ferkel. Mein Exmann wurde damit beauftragt, sie zu besorgen, und erhielt von einem Landwirt auf dem benachbarten Festland drei kleine «rosa Steckdosen». Als die Ferkelszene im Kasten war, durfte er die Schweinchen behalten. Sie wuchsen glücklich heran und tobten über den Hof. Ein Ferkelchen war besonders schlau und büxte ständig aus, daher kam es oft vor, dass es im unweit gelegenen Blumen- und Gartencenter die Kunden in Aufruhr versetzte. Noch als fast ausgewachsene Sau rannte sie zum Keitumer Bahnhof, wir konnten gerade noch verhindern, dass sich Wilma, wie wir sie genannt hatten, mit der Nord-Ostsee-Bahn über den Hindenburgdamm Richtung Festland absetzte. Uroma Inge saß einmal zufällig in einem dieser Abteile und war heilfroh, nicht mit einem wilden, heranwachsenden Schwein reisen zu müssen.

Wilma war einfach anders. Bald wurde sie riesengroß, und Opa John setzte alle Enkelkinder auf ihren Rücken: Dann ging es los, und alle spielten «wilde Sau». Als Wilma geschlechtsreif war, wurde Sperma vom besten Eber Schleswig-Holsteins besorgt, und nach drei Monaten, drei Wochen und drei Tagen sollte es kleine Schweinchen geben.

Wilma wurde dick und rund, sie konnte sich kaum noch bewegen, saß in ihrer großen Box und sah mich mit ihren Knopfaugen leidend an. So leidend, dass ich losfuhr, um ein paar Tafeln Nussschokolade zu besorgen, auch eine Packung Weintrauben. Schwangere haben immer Kohldampf, das weiß jede Mutter. So groß und mächtig das Schwein war, umso kleiner und zarter erschien ihr Maul. Ganz sanft nahm sie meine Köstlichkeiten, ihre kleinen Schweinsäuglein flackerten auf, und sie schmatzte und lutschte die Schokolade. Mein Gott, ich konnte in diesem Moment diese schwangere Wilma wirklich nicht mit einem panierten Schnitzel in Verbindung bringen. Sie hatte doch einen Namen und litt unter ihrer Trächtigkeit.

Sie bewohnte bei uns eine geräumige Pferdebox von vier mal vier Metern, dick mit Stroh eingestreut, mit täglichem Ausgang über den Hof. Die Mastschweine weltweit erhaschen vielleicht einmal für gerade vierzig Sekunden das Tageslicht, nämlich dann, wenn es zum Verladen aus dem Stall zum Lkw geht. All das kam mir in dieser Zeit wieder in den Sinn, musste ich doch, um Tierärztin zu werden, ein sechswöchiges Praktikum auf einem EU-Schlachthof absolvieren. Das war Pflicht, denn als Veterinär ist man gegebenenfalls auch in der Fleischhygiene tätig, macht die Lebendbeschau und begutachtet die Tiere, ob sie vor der Schlachtung frei sind von äußerlichen Erkrankungen wie eitrigem Augen- oder Nasenausfluss oder Husten, ob sie Verletzungen haben, Beinbrüche, Abszesse und so weiter. Gibt der Tierarzt dann sein Okay, kommt er nach der Schlachtung wieder und schaut sich das Innere des Tiers an. Hierbei wird genau untersucht, ob die Lymphknoten vergrößert, ob Lunge und Herz in Ordnung oder Stellen erkennbar sind, die bei der Schlachtung verunreinigt wurden. Es werden Schnitte gemacht, diese auf Parasiten untersucht und Proben entnommen. Erst wenn alles einwandfrei ist, drückt der Veterinär seinen Tauglichkeitsstempel auf die dafür vorgesehenen

Stellen und markiert damit, dass das Fleisch in den Handel darf.

Solange der Stempel nicht vorhanden ist, darf der Metzger das Rind oder das Schwein nicht weiter zerlegen oder zum Verzehr verkaufen. Lebensmittelhygienevorschriften sind sehr streng. Wären diese doch hinsichtlich der Haltung der Tiere auch strenger und würden den Schweinen, Rindern oder Hühnern mehr Platz, Licht und Luft gewähren … Ich kann bis heute nicht nachvollziehen, warum es in der Berechnung der Tierboxen um Zentimeter geht oder in Schweinemastbetrieben so schlechte Luft herrscht.

Wie gerne würde ich mal in der Politik mitmischen, die Verantwortlichen hätten wahrlich nichts zu lachen, aber dazu fehlt mir bei so viel Arbeit in der Praxis einfach die Kraft. Jeder sollte sich jedoch bewusst machen, was er auf seinen Grill legt – und ein paar Euro mehr ausgeben für das Fleisch von Tieren, die verantwortungsbewusst gehalten werden, mit Einstreu, viel Bewegungsmöglichkeiten im Laufstall, viel Weidegang und Frischluft.

Ebenso wichtig sind kurze Transportwege, und lasst euch bitte auch die Milch etwas kosten – ich erwähnte es schon, aber man kann es gar nicht oft genug wiederholen. Es wird Milch aus Betrieben angeboten, in denen Kälber die erste Zeit bei ihren Müttern bleiben dürfen und nicht bereits nach drei Minuten entfernt werden. Bullenkälber sind in der Milchindustrie unerwünscht und sind – man mag das Wort kaum in den Mund nehmen – ein Abfallprodukt.

Die Mütter müssen schwanger werden, um Milch zu liefern. Genau, die Milch gibt es nicht einfach so, sie wird von einer schwangeren Kuh produziert, deren Kalb nach der Geburt sofort weggenommen wird, um dann die Milch nutzen zu können. Diese fließt, solange gemolken wird – Milch, die eigentlich ihrem Kälbchen zusteht. Was überflüssig ist, ist das Kalb, das dann nach ein paar Wochen beim Schlachter landet. Das ist die Realität.

Und: Ein Huhn braucht keinen Hahn, um Eier zu legen, das schaffen sie ganz alleine. Nur wenn man ein befruchtetes Ei möchte, aus dem Küken schlüpfen sollen, ist der Hahn gefragt. Ich bin immer wieder erstaunt, wie viele Erwachsene das nicht wissen.

Unser Nachdenken über solch alltägliche Dinge ist eingeschlafen, und das erleben nur noch die Kinder, die in der Landwirtschaft aufwachsen. Den Liter Milch gibt es im Supermarkt zu kaufen, und der Weg ihrer Produktion in die schnelllebige Welt interessiert nicht wirklich. Eine Kuh muss gefüttert, ihr Stall gemistet werden, sie muss eine Ohrmarke eingezogen bekommen, jährlich Blutuntersuchungen über sich ergehen lassen, für sie muss Heu geerntet werden, die Wiesen müssen gedüngt, Weidezäune gezogen und repariert, Silage in Heuraufen verteilt werden. Und die Kuh muss gegen Parasiten und eventuell hier und da tierärztlich behandelt werden. Eine Kuh muss besamt werden, und es muss vielleicht Geburtshilfe geleistet werden. Es muss eine ganze Armee von Geräten und Fahrzeugen instandgehalten oder auch repariert und finanziert werden. Da sind der Traktor, der Miststreuer, der Hoflader, das Mähwerk, der Heuwender, der Schwader, die Rundballenpresse, der Silowickler, der Anhänger, auf dem die Ballen in die Scheune transportiert werden, die Saatmaschine oder die Egge, die Schleppe oder der Güllewagen. Es müssen Versicherungen und Weidepachten bezahlt werden. Von all den Ausgaben und der täglichen harten Arbeit muss der Landwirt leben und seine Familie ernähren können.

Damit dies alles sinnvoll ineinandergreifen kann, auch aus Sicht der Arbeitsintensität und hinsichtlich des Aufwands sowie des Respekts vor einer artgerechten Haltung, müssten Fleisch und Milch heute teuer sein. Vielen Menschen ist das Wohl der Tiere jedoch nicht wichtig genug, das Fleisch sollte möglichst billig sein, es kommen schließlich acht Leute zum Grillen. Verständlich, dass nicht jeder acht Euro für ein einziges Rumpsteak zahlen kann. Aber es sollte etwas Besonderes bleiben, und man muss auch nicht jeden Tag Fleisch auf dem Teller haben, nicht bei der Vielzahl an variablen Rezepten heutzutage.

Billiges Fleisch wird billig produziert. Da liegt kein Schwein im Stroh, da sieht kein Mastbulle die grüne Wiese. Ich versuche immer wieder gerade jungen Leuten klarzumachen, Wert darauf zu legen, was auf den Tisch kommt, neugierig zu sein, politische Dinge zu verfolgen und auch dagegen anzugehen, statt immer nur zu dulden, weil ein solcher Weg bequemer ist, als sich zu interessieren. Und wenn jeder ein wenig dazu beiträgt (eben jene 20 Cent mehr für einen Liter Milch), damit die Bauern ihre Ställe tiergerechter umbauen können, da es der Staat hinsichtlich solcher Auflagen erst in zwanzig Jahren schaffen wird und jeder zweite Landwirt seinen Hof bis dahin aufgegeben hat, dann hat man immerhin ein wenig dazu beigetragen, dass die Welt ein bisschen klüger und besser wird. Andernfalls werden in Zukunft 10 000 Kühe in einer riesigen Fabrik gehalten, alles vollautomatisiert, kein Weidegang, viele Medikamente im Fleisch, da die Tiere wenig Licht sehen und öfter krank sind. Letzten Endes werden wir diese Arzneimittel mitverzehren.

Antibiose ist heute vor allem in der Geflügelindustrie nicht mehr wegzudenken. Wenn dort Zigtausende Puten in stickiger

Luft und ohne natürliches Tageslicht dicht gedrängt am Boden hocken, sind Erkrankungen vorprogrammiert. Das ist die Realität, und keiner will sich damit konfrontieren.

Wir müssen dringend zurück zur Natur, zum bewussten Essen, zum nachhaltigen Umgang mit der Natur und den Tieren. Man sollte bewusster Fleisch einkaufen, sich genauer informieren, wo es herkommt und wie die Tiere aufgewachsen sind. Nur dann sind wir auf einem guten Weg, um der älteren Generation zu zeigen, dass wir es besser können.

Wir kaufen so schnell an der Tankstelle einen überteuerten Latte to go oder bestellen immer öfter beim Pizzaservice – und dann schauen wir beim Grillen auf den Cent? Eine merkwürdige Entwicklung. Vielleicht bin ich aber auch zu nahe an diesen Geschehnissen dran. Ich sehe dem lebendigen Rind in die glänzenden Augen und sein feuchtes Maul und setze genau diesem Tier zwei Stunden später den Stempel auf sein Fleisch.

Ich kämpfe um Tierleben, esse aber auch Fleisch, ich helfe den Küken beim Schlupf und beende das eine oder andere Leben, wenn es aussichtslos ist. Ich weiß um die Seele der Tiere und befinde mich in einem täglichen Ringen, alles richtig zu machen zugunsten der geliebten Wesen. Und doch gibt es manchmal Selbstzweifel, ob ich tatsächlich mein Bestes gegeben habe.

Wilmas Geburtswehen setzten morgens um fünf Uhr ein. Opa John weckte alle Enkelkinder. Bauernhofkinder dürfen dieses wichtige Ereignis nicht verpassen. Alle standen zerzaust in Bademänteln und Gummistiefeln um die stöhnende Wilma herum. Das gelb-orange Morgenlicht schimmerte durch die Fenster. Gwyneth, ihre Schwester Megan, Jimmy und Henry hockten um Wilmas Hinterteil und warteten auf das erste Ferkel.

Bei den Hühnern lauerten sie genauso im Stroh und inspizierten das Poloch der armen Henne, bis sich dieses öffnete und peu à peu ein noch feuchtes Ei langsam das Licht der Welt erblickte. Welch ein Erlebnis. Und nun, ziemlich plötzlich, flutschte ein glitschiges rosa Ferkelchen mit «ordentlich Dampf unter der Haube» ins Stroh. So schnell konnten wir gar nicht gucken. Wir schnappten es uns, und alle durften das quietschende und mächtig zappelnde Schweinekind trocken rubbeln. Schweinekinder kommen sehr rasant aus dem Geburtskanal geschossen – wie ein Torpedo in Schmierseife. Acht fröhliche rosarote Ringelschwänze lagen eine Stunde später zufrieden saugend an Muttis Zitzen. Mit diesen Eindrücken stiefelten die Kleinen wieder in ihre Bettchen.

Wilmas Kinder wuchsen zu ziemlich großen Schweinen heran. Leider konnten wir sie nicht behalten, und so wurden sie verkauft. Wilma jedoch wurde so mächtig, dass Kita-Kinder, die zu Besuch kamen, regelrecht erschraken. Sie wussten nicht, dass Schweine so riesig werden können.

Henry wurde so oft es ging auf Wilma gesetzt, während sie genüsslich Salate, Ost und Brot fraß. Ich taufte ihn «Henry, den Schweinereiter von Sylt». Wilma durfte auf dem Hof herumsausen und suhlte sich in den Hofpfützen. Sie wurde unfassbare neuneinhalb Jahre alt. Ein Schweineleben endet heutzutage im Schlachthof mit fünf Monaten. Wilma war eines unter Millionen Schweinen, welches das unsagbare Glück hatte, so alt zu werden. Als sie eines Tages im Stroh für immer ihre Lider schloss, da hatte selbst Opa John feuchte Augen. Jedes Tier hat eine eigene Persönlichkeit, wir haben nur leider zu selten die Gelegenheit, diese kennenzulernen und wahrzunehmen.

Gegrillte Hähnchenschenkel unter Madenverdacht

In der Saison bemerkten wir, dass die Insel immer voller und voller wurde. Die Reinigungsteams hetzten von Apartment zu Apartment, und die überfüllten Autozüge schlängelten sich über den Hindenburgdamm, im Huckepack die vorfreudigen Gäste, welche in den nächsten Tagen und Wochen plaudernd und feiernd bei Gosch Fischbrötchen aßen oder in der Sansibar bei Kaiserschmarrn und Champagner einfach mal die Seele baumeln lassen konnten. Stunden des puren Glücks und der Freude an so viel Luxus und Gelassenheit.

Die herrschte bei uns jedoch nicht. Um 8 Uhr 30 begannen wir mit den ersten Operationen. Heute war eine Hündin zum Kastrieren an der Reihe. Als wir fertig waren, trank ich noch zügig einen Kaffee, und während Nadja, die Assistenzärztin, weiter den Hund zunähte, wechselte ich von einem Behandlungsraum in den nächsten. Nachdem ich einem quirligen Mopswelpen die Erstimpfung verabreicht hatte, wusch ich mir die Hände und verabschiedete mich. Zügig schob ich die nächste Behandlungstür auf und starrte statt auf einen Hund oder eine Katze auf einen weißen Teller mit zwei durchgebratenen Hähnchenschenkeln.

«Ui», meinte ich mit großen Augen, «da kommen Sie aber ein bisschen spät.» Ich beäugte mit neugierigen Augen die braunen, knusprigen Hühnerbeine und konnte mir ein breites Grinsen nicht verkneifen. Das versiegte dann jedoch, als ich den pikierten Gesichtsausdruck der Dame sah, die stocksteif in der Ecke des Behandlungszimmers stand. Ich hatte das Gefühl, dass sie das nicht so lustig fand wie ich.

«Was kann ich denn für Sie Nettes tun?», fragte ich mit einem winzigen Hauch von Sarkasmus. «Mit Rettung ist da nämlich nichts mehr», fügte ich zügig hinzu.

Die Dame erzählte mir, dass sie am Abend zuvor, nach einer Grillparty, das Fleisch bedauerlicherweise nicht in den Kühlschrank gelegt hätte. Am nächsten Mittag hatte sie das Hühnchen teilweise gegessen und dann erst bemerkt, dass sie weiße Fliegeneier mit verspeist hatte. Eine unfreiwillige Beilage sozusagen. Und jetzt wisse sie nicht, was sie tun könne. Sie war vollkommen angewidert. Ich grinste noch mehr.

«Jaaa, gnädige Frau, dass Fleisch bei 25 Grad Außentemperatur irgendwann einmal den Kühlschrank besuchen sollte, muss ich Ihnen ja nicht sagen. Kein Mensch räumt nachts immer noch brav alles auf, schon gar nicht in trunkenem Zustand, aber die Fliegen waren hier nun mal schneller. Grundsätzlich wären Sie bei einem Hausarzt besser aufgehoben», meinte ich mit hochgezogener Augenbraue wie Sherlock Holmes.

Warum die Frau einen Tierarzt aufsuchte, lag mit hoher Wahrscheinlichkeit daran, dass es sich um Hühnerfleisch handelte, denn damit ist ein Veterinär ja bestens vertraut, und außerdem hatte sie Fliegeneier verspeist, die zu den Insekten und somit auch zum Tierreich zählen.

«Als Tierärztin kann ich Ihnen nur aus persönlicher Sicht sagen, dass es für Sie nicht lebensbedrohend ist. Wir verkaufen hier teures, aus Insektenproteinen hergestelltes Allergiefutter. Das ist der Hit auf dem Tiermarkt.»

Die Dame schaute noch grimmiger drein.

«Sie haben aber sicherlich gerade einen ordentlichen Ekel in der Magengegend, ich kann Sie gut verstehen.»

Ich ertappte mich (mal wieder) bei dem Gedanken, der Frau einen Bären aufzubinden, indem ich ihr weismachte, dass sich die Fliegeneier in zwölf Stunden verpuppen und in achtundvierzig Stunden schlüpfen würden. Sie solle dann bitte den Mund geöffnet halten, damit die Brut sich entfalten und losfliegen könne. Ich brachte es nicht übers Herz.

Woher habe ich nur diesen fiesen Humor? Vor drei Monaten hatte ich aus Spaß einen DNA-Test gemacht, und dabei kam heraus, dass ich zu 22 Prozent Gene englischer Provenienz besitze. Wusste ich es doch, der schwarze britische Humor sitzt ganz tief in meinen Wurzeln. Ich sollte mal meine Mutter fragen, ob sie nicht damals doch einen heißen Flirt in Großbritannien hatte.

Stattdessen beruhigte ich die völlig hilflose Frau und erklärte ihr, dass Fliegeneier zum größten Teil aus Proteinen bestehen und durch die Magensäure schön fein zerlegt werden.

«Da schlüpft nichts mehr freiwillig», bemerkte ich ernst. Sabrina und Malte versuchten, sich ein Grinsen zu verkneifen. Ich drohte mit einem kurzen Blick, und die beiden beherrschten sich, so gut es ging.

«Sie fahren jetzt in den Supermarkt», gab ich der Dame noch zu verstehen, «und kaufen sich eine Flasche Berliner Luft, das ist ein achtzehnprozentiger Pfefferminzlikör, der schmeckt nach Medizin, und Sie haben sofort das Gefühl, dass der Magen desinfiziert wird. Das überlebt in Kombination mit der Magensäure kein Wurm. Danach fühlen Sie sich gleich etwas wohler.»

Die Dame packte ihren Hühnerteller und verschwand. Ich überlegte noch, wie ich die «Behandlung» über meine Gebührenverordnung abrechnen sollte. «Konsultation gebratenes

Huhn» oder «Bestandsuntersuchung Insekten»? Ich beließ es bei einem freundlichen Winken.

Wie gesagt, eintönig wird es nie, und es geht einem nie der Gesprächsstoff aus. Die Männer von Tierärztinnen können davon ein Liedchen trällern. Diese Gattung ist irgendwie anders. Sie kommen mit allem und jedem zurecht, können Pferde ablegen und kastrieren, gefährlichen Bullen Blut abnehmen, beißende Katzen in Narkose legen oder zappelnde Kampfhunde fixieren – und weil sie das können, kann man diese Frauen für alles einsetzen. Hätte ich heute ein Problem in einer Firma, ich würde eine Veterinärin einstellen, die regelt alles. Die sind handfest, haben ein großes Aufnahmevermögen, sind sich für nichts zu schade. Mein Partner sagt immer: «Wenn mir das einer vor ein paar Jahren erzählt hätte, ich hätte es nie geglaubt. Ich hätte auch nie so viele Hunde gehabt.»

Heute hat er sich schon daran gewöhnt, dass ich in der Eile schon mal das Reagenzglas mit dem weit gereisten Pferdesperma zwischen Actimel und der Grillsoße im Seitenfach des Kühlschranks platziere oder unseren privaten Taubenimpfstoff zwischen dem Moët & Chandon und dem kalten Radler parke. Er weiß inzwischen, dass nicht jeder Salat für uns bestimmt ist, sondern den Hühnern gehört. Und ab und an liegt ein großes Pfauenei zwischen den Hühnereiern, weil keiner es ausbrüten wollte. Ja, es ist etwas anders, unser Hofleben, aber es bereichert uns jede Minute.

Wir sitzen nächtelang mit unserem besten Freund Erhard zusammen, der unsere Zucht zu dem gemacht hat, was sie heute ist, wir schreiben beim Italiener bis spät in die Nacht die Papierservietten voll, um die geeignete Anpaarung unserer Stuten zu erforschen. Wir trinken Wein um Wein und lachen und freuen uns des Lebens, weil wir eine wundervolle Aufgabe haben: Leben zu erhalten und neues Leben zu schenken. Uns fasziniert die Tierwelt, und wir erfreuen uns an den Kleinigkeiten, die damit verbunden sind und unsere Herzen schneller schlagen lassen.

Und es gibt auch Zeiten, in denen ich die Stille der Tiere suche, um mich von den Menschen zu erholen.

Meine Trakehner, meine Liebe

Diesen Moment, in dem ich die Stille der Tiere suche, erlebe ich sonntagmorgens. Unsere Stallmitarbeiter haben frei. Ich schlüpfe in der Früh um halb acht in meine Jogginghose, binde mir einen schnellen Zopf und schleiche die Treppe hinunter. Dann begrüße ich meine besten Freunde, meine Hunde, jeder Einzelne wird durchgeknuddelt. Ich ziehe meine Stiefeletten an und werfe mir eine Weste über. Ich schließe die Haustür auf und trete ins Freie. Tief atme ich die klare Frühlingsluft ein.

Loa Leni, unsere kostbare Fuchsstute, nimmt jede Regung wahr und wiehert mir entgegen. Ich denke nicht, dass sie sich so freut, mich zu sehen, sondern weil sie weiß, dass es gleich Futter gibt. Ich öffne die schwere Schiebetür, und ein warmer Stallgeruch, den ich so sehr liebe, weht mir entgegen. Alle unsere Stuten schauen neugierig in den Gang. «Guten Morgen, Ladys», sage ich fröhlich und füge schnell hinzu: «Guten Morgen, Jungs.»

Wir haben in diesem Jahr vier prächtige Hengstfohlen bekommen, eines schöner und frecher als das andere. Ihre kleinen Nüstern reichen gerade bis zur Boxenkante. Ich kann lediglich ihre feinen Barthaare wahrnehmen. Sie versuchen ihren Müttern alles nachzumachen. O'Connor rennt auf der Weide immer im Galopp um seine Mutter Osterlilie herum und wiehert, was sich eher wie ein Quietschen anhört.

Eine Box weiter wächst unser Jüngster heran. Sein Familienstamm ist jetzt sage und schreibe 400 Jahre alt und führt auf die berühmte Zucht der Fürsten zu Dohna-Schlobitten zurück. Die 2020 verstorbene Alexandra Gräfin zu Dohna-Schlobitten hat während der Flucht vor der russischen Armee in einem Treckwagen gesessen, der von den stolzen Trakehnern ihres Vaters über das zugefrorene Haff gezogen wurde. Die Gräfin wuchs auf Schloss Schlobitten auf, auch das «Versailles von Ostpreußen» genannt; hier war eine berühmte, jahrhundertealte Trakehner-Zucht zu Hause. In Schlobitten wurde ein aus dem Jahr 1623 stammendes Stutbuch, das älteste Europas, gehütet. Alexander Fürst zu Dohna-Schlobitten, der Vater der Gräfin, plante dann im Januar 1945 einen Treck nach Westen. Es sollte der größte geschlossene Flüchtlingstreck aus Ostpreußen werden. Neun Wochen dauerte die Flucht durch Eis und Schnee. Unter den Pferden, die die Wagen zogen, befanden sich auch fünfundvierzig Mutterstuten. Die Stutenfamilien, deren Namen mit den Anfangsbuchstaben K, O, S oder B beginnen, sollten für das Wiederaufblühen der Trakehner-Zucht in der Nachkriegszeit im Westen eine besondere Bedeutung erlangen.

Fohlen erhalten bei den Trakehnern immer einen Namen mit dem Anfangsbuchstaben des mütterlichen Namens. Unser kleiner Hengst heißt Konstantin zu Dohna, in Gedenken an ebendiese tolle Gräfin, Züchterin seiner Mutter Kosima, der Jahressiegerstute von 2016. Ein kleiner Hengst mit unendlich langen Beinen, viel Adel und einer großen Geschichte.

Und dann kommt Loa Lenis erstes Fohlen. Das ist Louboutin. Ein frecher Kerl, wie er gewitzter nicht hätte gebacken werden können. Ein heller Fuchs, der immer und überall hineinbeißen muss. Als im Frühjahr 2021 der Modedesigner Guido Maria Kretschmer und sein Ehemann Frank Mutters mit ihren fünf Barsois, russischen Windhunden, mal wieder auf der

Insel Ruhe und Entspannung suchten, impften wir alle Tiere in meiner Praxis. Dieses zauberhafte Rudel war nicht nur ein Augenschmaus, nein, es füllte meine kleine Praxis komplett aus. Guido erzählte mir lustige Dinge aus der Modewelt, und Frank bemühte sich, mein Impfchaos im Auge zu behalten. Natürlich machten wir im Anschluss einen kleinen Abstecher zu unseren neugeborenen Fohlen. Guido stammt nämlich aus einer Reiterfamilie, und auch die Trakehner spielten in seiner Familie eine Rolle. Und so ernannte ich Guido und Frank zu Patenonkeln des tollen Fuchshengstes. Und da der Name der Mutter mit «L» beginnt, gab Guido ihm den des glamourösen Schuhdesigners Christian Louboutin, Spitzname «Labou». Ein Name als globales Symbol luxuriöser Eleganz. Mehr geht nicht. Dieser kleine menschenbezogene Hengst saust über die Weide, immer den Radfahrern hinterher, die entlang der Weide radeln. Diese halten dann entzückt an, Labou dreht sich und macht kleine Kapriolen. Und wenn dann das ach so niedliche Fohlen am Zaun steht, beißt es entzückt in die nagelneuen Designerjacken. Es ist hochintelligent und wird mit Sicherheit einmal ein großer Sportler.

Und ganz hinten schaut unsere Herzogin von Söl'ring über die Boxentür. Sie hat unser ältestes Hengstfohlen Honnery bei Fuß. Dieser junge Knabe hat die übersichtliche Ruhe und erhabene Gelassenheit seiner Mutter geerbt.

Alle warten dann geduldig, bis ich mit meinem grünen Futterwagen jedem Einzelnen gequetschten Hafer, Aufzuchtmüsli und Mineralpellets in seinen Futtertrog mische. Anschließend höre ich nur die Spatzen und das ruhige Mahlen der Pferdezähne. Welch herrliche Stille, welch Harmonie und welch großes Glück ich doch habe, das alles so erleben zu dürfen. Hier kann ich durchatmen, hier komme ich für einen kurzen Moment zur Ruhe. Ich trinke meinen Kaffee und sitze mit angezogenen Knien auf der Futterbox. Danach ziehe ich den Stuten das Halfter über und führe sie zur Weide. Die Fohlen überholen mich im schnellen, überschwänglichen Galopp, buckeln oder steigen auf ihre Mütter, die geduldig weitermarschieren. Wie viel Geduld so eine Mutterstute doch sechs Monate aufbringen muss mit so einem wilden Bengel um sich herum.

«Ich habe auch zwei Bengels großbekommen und lebe noch», sage ich leise.

Eintagsküken mit Beinschiene

Montagmorgen beginnt wieder der übliche Rhythmus. Jeder erzählt in der Praxisküche, was am Wochenende so los war, während wir uns umziehen. Malte, unser Mann für alles, setzt den Kaffee auf, Nadja trällert einen Ohrwurm, den sie irgendwo aufgefangen hat, Sabrina hat sich wieder neue Wimpern machen lassen, da die letzten durch das Festhalten eines etwas ruppigen Hundes «Federn» gelassen und sichtbare freie Schneisen in ihre Lider geschlagen hatten. Lilly, unsere Auszubildende, hat für jeden Brötchen von der Tanke mitgebracht. Es ist ein lautes, lustiges Durcheinander, die eine steht in Unterhose da, die andere nur im BH. Und das alles auf gerade einmal acht Quadratmetern Praxis-Küche.

In den Siebzigerjahren gab es eine Sendung, die hieß *Klimbim*, eine Comedy-Fernsehserie mit Sketchen und Gags. Unser Schauspiel erinnert mich stark daran.

Nun standen die Osterfeiertage vor der Tür, und wir rechneten mit einem großen Patientenandrang. In meinem Behandlungszimmer saß eine junge Frau, die ein Eintagsküken in ihrem Körbchen dabeihatte. Mein Gott, wie süß und plüschig war das denn, so winzig, dass ich es fast übersah. Einen kleinen Tag war es erst alt.

Ich musste sofort daran denken, dass es immer noch erlaubt ist, Millionen von männlichen Küken auf ein Laufband zu schütten, um sie nach zwei Metern in einen Häcksler fallen zu lassen und zu schreddern. Was ist bei uns Menschen nur schiefgegangen, dass das passiert? Es müssen doch viele, viele Menschen an dieser Vorgehensweise beteiligt sein, um das zu ermöglichen. Wer kann das? Wer bringt das übers Herz? Menschen, die Geld verdienen müssen, egal, welche Arbeit es ist, um ihre Familie zu ernähren? Ich weiß es nicht. Mein Herz schlägt anders, vollkommen anders.

Ich setzte das verdutzte Küken auf meinen Tisch und merkte, wie es nach hinten abkippte. Es hatte keinen Halt. Seine Füße wiesen eine Fehlstellung nach innen auf. Das können übrigens auch Fohlen haben. Sie bekommen dann vom Hufschmied sogenannte Fohlenschuhe angeklebt, die eine Auswölbung nach innen haben, damit sie nicht dorthin abkippen können. Ich versuchte also mit Sabrina einen Klebeverband anzulegen, welcher die Füßchen nach außen dreht. Das haute nicht hin. Selbst ein Klebeband an so winzigen Streichholzbeinchen wieder zu entfernen, ohne dem Küken das Bein abzureißen, ist schon hohe Kunst.

Schließlich stellte ich das kleine Wesen auf einen dünnen Pappkarton, malte seinen Fußabdruck darauf und schnitt eine Schablone aus. Diese fixierte ich an seinen noch winzigeren Zehen so, dass es gerade Füße hatte. Wir drehten aus Handtüchern eine runde Wurst und setzten das Küken hinein. So konnte es sitzen, ohne umzufallen.

«Drei Tage muss es so bleiben», orderte ich streng an.

Alle Tierkinder dieser Welt wachsen enorm schnell, und meistens reicht das aus, um eine solche Fehlbildung zu beheben.

Mit lustigen Schneeschieberfüßen verließ das gelbe Plüschi meine Praxis. Ein Tipp in die Kaffeekasse sollte reichen. Gebühren für Eintagsküken mit Pappkartonfüßen waren in der Gebührenverordnung nicht aufgeführt. Und Geld zu verlangen, wo Millionen Küken durch Menschenhand das Leben lassen müssen, das geht gar nicht! Ich möchte hiermit ein kleines bisschen dazu beitragen, die Welt wieder in richtige Bahnen zu lenken.

Herausforderung durchtrennte Achillessehne

Am Nachmittag rief mich mein Exmann an. Er war verärgert. Es war die Zeit, in der die Schafscherer auf die Insel kamen, um die Schafe von ihrer wolligen Last zu befreien. Alles musste zügig gehen, denn sie arbeiteten im Akkord und hatten noch so einige Schertermine vor sich.

Irgendwie war es in der Hast passiert, dass einer der Scherer die Maschine entlang des Hinterbeins in einem zu scharfen Winkel bis zur Achillessehne durchgezogen hatte: Diese war komplett durchtrennt worden.

Mir lief ein kalter Schauer über den Rücken. Wie konnte das passieren? Aber ich habe mir abgewöhnt, so zu denken. Es wird immer und immer wieder geschehen: Eine Tür fliegt durch den Luftzug zu, und ein Kätzchen hängt dazwischen, ein Pferd dreht durch, sieht den Graben nicht und fällt hinein, ein Mensch tritt auf die Pfote seines Hundes. Tagtäglich passieren Dinge, die wir alle am liebsten rückgängig gemacht hätten, wenn wir es doch nur könnten. Wir sind aber da, um zu retten, was zu retten ist.

«Auf jeden Fall ist es eine sehr junge Schafdame», meinte Kai. «Wenn da nichts mehr zu machen ist, musst du sie bitte einschläfern.» Das arme Schaf, dachte ich, setzte mich sofort in mein Auto und machte mich auf den Weg zum Gänsehof, dem Hof meines Exmanns.

Unterwegs fuhr ich an unserer Außenweide vorbei, um einen Blick in den großen Wassertrog zu werfen, und sah mit

Entsetzen, dass unser schneeweißes Welsh-Pony Lotusblüte keine Mähne mehr hatte. Verschwunden! Ein paar Stunden vorher hatte Hermine, eine entzückende Zwölfjährige aus unserem Stall, noch gut gelaunt neben unserem Pony auf der Weide gestanden und fröhlich vor sich hin geputzt. Das Fressen von Haaren kann mehrere Ursachen haben. Einmal einen Vitamin- oder Mineralienmangel, es kann aber auch mit einem allgemeinen Fellwechsel zu tun haben, warum Hermine solche Knabbergelüste entwickelt hatte. Aber darum musste ich mich später kümmern, nun befand sich erst einmal ein Schaf in großen Schwierigkeiten.

Als ich auf den Hof kam, lag vorne in der Halle schon meine Patientin. Himmel, wie sollte ich das Bein bloß wieder fit bekommen? Wenn man dann aber vor so einem kleinen Schäfchen steht und weiß, dass man selbst die einzige Chance für das Fortbestehen seines weiteren Lebens ist, überlegt man zwei-, gar dreimal, ob es nicht doch irgendwie gelingen könnte.

Ich zog meine Narkose auf und spritzte tief in den Schultermuskel. Ein kurzes Gemecker, und dann sackte die junge Dame zusammen. Ich lagerte ihren Kopf ein wenig erhöht auf Heu, damit der Pansensaft nicht die Speiseröhre hochkroch, zog mir eine rote Fleischerkiste als Sitzmöglichkeit heran und begann, das Bein zu scheren, zu desinfizieren und die aufgefaserten Sehnen etwas anzugleichen. Dann nahm ich einen etwas kräftigeren Faden und suchte das obere Ende der Sehne, erfasste sie mit der Klemme, zog sie herunter und fixierte den Faden an diesem Endstück. Ich versuchte, die untere durchtrennte Sehne, die durch den Riss und die Spannung unter die Haut geflutscht war, mit einer Pinzette zu greifen. Es sah aus, als ob ich etwas aus einer heruntergerutschten Socke holen würde. Ich fand das zweite Ende, stach mit meiner Nadel in den unteren Stumpf der Sehne und verband beide Enden durch leichtes Ziehen miteinander.

Diese Nahttechnik wiederholte ich dreimal, legte einen Verband an, injizierte Schmerzmittel und Antibiotika. Langsam erholte sich das Schafmädchen, und ich versprach, dass ich morgen ganz bestimmt nach ihr sehen würde. Ich verstaute mein OP-Besteck, sagte kurz im Haus Bescheid und verließ mit lauter Musik den Hof.

Während der Fahrt fiel mir wieder Hermine ein. Da hatte sie dem Pony doch glatt einen Kahlschlag verpasst. Mein zweiter Gedanke war: Hätte das Schaf doch nur diese vergleichsweise kleinen Probleme! Der Sommer würde sowieso heiß, und bis zum Winter wäre alles nachgewachsen.

Am nächsten Tag besuchte ich meine kleine Patientin in der Mittagspause. Ihr Bein war schon beim ersten Hinsehen komplett durchtrittig. Es hatte nichts gehalten. Ich war frustriert und überlegte, ob sich dieser Aufwand wirklich lohne. «Es klappt einfach nicht alles beim ersten Mal», hörte ich mich sagen und hatte bereits einen Plan B. Ich müsste das Bein in einer noch besseren Schonhaltung fixieren, ein elastischer Verband gab zu viel nach.

In meinem Auto befanden sich Castverbände, die aus einem Verbandsstoff bestehen, der kurz angefeuchtet wird, sich dann wickeln lässt und nach fünf Minuten hart wie Gips ist – ich hatte ihn schon bei einem Milchlämmchen angelegt.

Erneut zog ich meine Narkose auf, das Schafmädchen ging wieder schlafen, und dasselbe Spiel begann von Neuem. Immer noch besser, als sie einzuschläfern, dachte ich. Ich zog die restlichen Fäden, die nicht gehalten hatten, aus der Sehne, suchte die zurückgeflutschten Enden und vernähte sie abermals. Ein katastrophales Fadenspiel. Die Sehne war kaum noch zu erkennen, stattdessen viel zu viel lilafarbener Faden.

Ich schloss die Haut darüber, gipste das Bein in einer leicht gestreckten Haltung ein, damit kein Zug auf der Achillessehne lag, rief meinen Hausarzt an und fragte ihn, wie lange es in etwa dauern würde, bis beim Menschen eine solch dicke Sehne, zum Beispiel bei einem Fußballer, zusammenwachsen würde? Thomas antwortete mir, dass es gut und gerne vier bis fünf Monate dauern könne. Mir graute davor, die frisch vernähte Wunde so lange unter Gips zu halten. Haben wir doch gelernt, dass es von enormer Wichtigkeit ist, Verbände öfter zu wechseln, um den Heilungsverlauf beobachten zu können. Bei einem Gipsverband ist das nicht möglich.

Also versuchten wir unser Glück und ließen das Schaf erst einmal mit dem «Klotz am Bein» auf dem Deich mitlaufen. Nach mehreren Monaten war es so weit. Meine oszillierende Säge mit dem vibrierenden Blatt kam abermals zum Einsatz, langsam rentierte sich ihr Kauf, 165 Euro hatte ich investieren müssen.

Nach ungefähr fünf Monaten entfernte ich den Gips. Ich war gespannt und hatte bereits die schlimmste aller Möglichkeiten vor Augen, nämlich dass beim Abnehmen des Verbands das Bein abfallen würde. Das Horrorszenario schlechthin, denn nie wieder hatte ich meine Naht betrachten können. War sie gut verheilt, hatte sie vielleicht trotz Antibiose angefangen zu eitern? Vielleicht würde der Knochen schon herausschauen, vielleicht war die Haut abgestorben.

Ich pellte das zarte Beinchen aus dem Castverband und war erstaunt: Man sah fast gar keine Narbe. Meine Naht, mein Schnitt, es war äußerlich alles verheilt. Ich legte noch für eine Woche einen leicht nachgebenden Verband an, der von der

Zehe bis über den Oberschenkel ragte, und verklebte die Enden und das Fleece des Schafs mit Panzerband. Das würde selbst dem stürmischen Sylter Wetter standhalten. Somit wurde das Beinchen nicht gleich voll belastet, und dann ging es zurück auf den Deich, auf die Sylter Salzwiesen am Rantumer Becken. Wir markierten das Schaf mit einer besonderen Ohrmarke, damit es jederzeit wiederzuerkennen wäre.

Nach Abnahme des letzten Stützverbands stand die inzwischen fast ausgewachsene Schaf-Lady auf vier festen Beinen und konnte mit der Herde gut mithalten. Im nächsten Jahr wurde sie stolze Mutter von Zwillingslämmern. Ich hatte das Gefühl, alles richtig gemacht zu haben.

Große und kleine Verletzungen

Jeden Morgen gehe ich zu meiner bunt zusammengewürfelten Hühnerschar und suche die Nester nach Eiern ab. Wenn ich das einmal zeitlich nicht schaffe, kommt es vor, dass eine Henne auf zehn, zwölf Eiern vom Vortag hockt und diese auch laut gackernd und zwickend verteidigt. Ich versuche dann, unter ihr Gefieder zu greifen, um alle Eier einzusammeln, und um sie nicht ganz zu verärgern, lasse ich ihr meistens ein Ei, auf dem sie weiter sitzen kann.

Hühner sind wirklich nicht zu unterschätzen. Sie bilden Gruppen, jeder Hahn hat seinen eigenen Harem. Büxt eine Dame zu weit aus, wird in rasantem Tempo die Verfolgung aufgenommen und die Henne streng gemaßregelt. Wild kreischend und völlig empört versucht sie dann, dem gefiederten Meister zu entkommen. Ich ertappe mich dabei, wie ich in diesen Situationen selbst Fahrt aufnehme und dem Hahn erzähle, dass bei uns auf dem Hof ein ordentlicher Umgang herrscht und wir hier keine Machos dulden. Ansonsten kann er dem Suppentopf Guten Abend sagen. So. Diese deutliche Ansage sollte bis morgen früh reichen.

Ich bin deshalb sehr darum besorgt, dass keine weiteren Eier mehr ausgebrütet werden, weil ich zu viele Hähne habe. Und diese sind den ganzen Tag hinter den Hennen her und wollen sich fortpflanzen. Ein Teil meiner Hennen ist auf dem Rücken bereits kahl gescheuert. Dies passiert, weil die Hähne in der Innenseite ihrer Füße Dornen haben, die beim Deckakt die Federn auf dem Rücken abrubbeln.

Ich kann das beim besten Willen nicht weiter dulden. Die jungen Hennen werden verschont, und an einige gehen die Hähne gar nicht dran. Wie kommt das? Wenn man es ganz genau beobachtet, kann man viele Parallelen zwischen einem simplen Hühnerhaufen und dem Verhalten von Menschen erkennen. Manche werden bevorzugt, weil sie einfacher zu haben sind, sie leisten keinen Widerstand und geben kleinlaut nach. Und manche werden gemieden, weil sie zu viel Gegenwehr erzeugen, kreischen, zappeln, wegrennen. Das ist zu anstrengend für die Männerwelt. Ich glaube, die Hähne haben Angst, von den gefiederten «Kampfweibern» ordentlich die Jacke voll zu kriegen. Das sind die eingefleischten Singles in meinem Garten.

Da niemand meinen Überschuss an Hähnen übernehmen möchte und ich sie niemals einem Koch geben würde, bleibt mir nichts anderes übrig, als so viele Hennen zu kaufen, dass ausreichend «Vögel zum Vögeln» da sind und keine mehr nackig oder überanstrengt wird. Ein hartes Management, welches mich mehr fordert als der normale Praxisablauf.

Eines der vergessenen Eier wurde dann doch ausgebrütet: Es gibt nichts Entzückenderes, als wenn es unter dem Gefieder plötzlich piepst. Ich hob die empörte Hühnermutti hoch, und es plumpste ein gelbes flauschiges Knäuel, drum herum die zerbrochene Eierschale, aus dem Flügel. Immer wieder bin ich fasziniert, wie aus einem Dotter mit Hagelschnur nach nur einundzwanzig Tagen ein solch tolles Lebewesen entstehen kann.

Fast täglich versuchte ich nun zu erkennen, ob es Huhn oder Hahn ist. Dieses kleine Küken wurde eine stolze Henne und mit der Zeit auch sehr handzahm. Wenn ich morgens mit Mais in der Hand ankam, hüpfte sie mir schon auf die Hand, und als sie mit der Zeit größer wurde, flog sie sogar öfter auf meine Schulter. Und was tut ein Mensch dann? Er neigt den Kopf zur Seite und kuschelt und schmust oder gibt ein flüchtiges Bussi aufs Gefieder. Und zack, da hatte sie wohl geschielt und hackte mir ins Auge. Es tat höllisch weh.

Da in der Praxis so ziemlich alles zur Erstversorgung vorhanden ist, ließ ich mir von meiner Assistenzärztin Nadja tief ins Auge schauen. Es wurde genau unter die Lupe genommen und bei hellstem Licht begutachtet. Ihr Zeigefinger presste das eine Lid nach oben, der Daumen das andere Lid nach unten. Meine erschrockene Pupille glotzte sie genervt an, es blendete sehr, und ich konnte mein Auge nur mit Mühe aufhalten. Meine Hornhaut wurde auf kleinste Verletzungen untersucht, angefärbt, dann wurde mir eine vernünftige Augenantibiose in die Hand gedrückt.

So fühlt sich in etwa ein Hund, den ich hier tagtäglich mit Augenentzündungen, Hornhautverletzungen oder Fremdkörpern im Auge behandeln muss. Seitdem versuche ich die empfindlichen Patientenaugen noch sensibler und feiner zu behandeln.

Der Beruf des ausübenden Tierarztes ist nicht nur vielseitig, sondern auch gefährlich. Die Blutabnahme von Rindern auf der Weide, die Biss- und Kratzwunden von Patienten, der Umgang mit Chemikalien, den Betäubungs- und Tötungsmitteln, mit Skalpellen und Rasierklingen – stets muss man achtsam und sehr akribisch sein. Nicht zu vergessen: Wir haben durch das Festhalten von Fohlen blaue Flecken und abgeschürfte Knöchel.

Vor Kurzem hatte ich eine Verletzung am Nagelbett, und genau dort, auf diesem Quadratmillimeter, verbiss sich der kranke Wellensittich von Frau Lisbeth Schöller. Es gibt viele Dinge, die schmerzen, aber das schmerzte wirklich.

Aber auch Katzen sind nicht immer freundlich bei der Blutabnahme. Das muss man sich so vorstellen: Es sitzt mir in vierzig Zentimetern Entfernung eine wild fauchende, zähnefletschende Katze gegenüber. Sabrina hat sie im Nacken am Schlafittchen und zusätzlich ein großes Handtuch um eine Pfote gelegt. An der noch freien muss ich nämlich Blut abnehmen. Sobald ich die Pfote anfasse, kommen die scharfen Krallen zum Vorschein. Die Augen treten noch mehr aus den Augenhöhlen hervor, und das tiefe Grummeln aus dem Inneren der Katze lässt nichts Entspanntes erahnen. Es folgen der leicht brummende Rasierer, danach ein kalter, nasser Desinfektionstupfer. Schließlich muss eine Nadel die nur leicht sichtbare Vene treffen, deren Durchmesser in etwa der der Kanüle ist, und dann läuft das Blut im Schneckentempo in die Röhrchen. Während Sabrina schon einen Krampf in der Hand hat, versuche ich mit beruhigenden Worten das Temperamentsbündel zu besänftigen. Ist das liebe Tier wieder in seiner Box, und wir wollen noch höflicherweise das Türchen verschließen, bekommen wir gerade hier immer wieder eine gewischt.

Traumhaft ist es, wenn wir uns dann die Hände desinfizieren müssen. Diese Mikrowunden brennen jeden Tag aufs Neue. Manchmal gibt es so unerwartete Abwehrbewegungen, dass die Braunüle statt im Hundebein in meiner Hand steckt. Ab und an kokele ich mit dem Hochfrequenz-Chirurgie-Gerät meine Mitarbeiter an oder bohre die Nadel beim Zunähen tief im Inneren einer Bauchwunde durch den Finger meiner Assistenten.

Einmal beugte ich mich zu nahe über einen kritischen

Terrier. Er hatte auf dem Tisch einfach zu viel Angst gehabt, und ich war zu schnell an ihn herangetreten. Ich hatte mich zu ihm hinuntergebeugt, um ihn freundlich zu begrüßen: Er biss mich in meine Lippe. Der Besitzer war völlig überfordert – und ich wachgerüttelt, wieder etwas aufmerksamer zu sein.

Die Liste unserer Verletzungen ist lang. Natürlich müssen wir jeden «Schnitzer» fein säuberlich dokumentieren, die Mitarbeiter vom Arbeitsschutz sind penibel, unter anderem auch wegen eventueller Langzeitschäden. Da unser Praxisteam beschlossen hat, dass wir sowieso die zentrale Stelle für Langzeitschäden jeglicher Art sind, dokumentieren wir jedes Detail ordentlich in unserem Ordner für Arbeitssicherheit. Eine Zeile enthält den Vermerk: «Zeugen». Und manchmal war das dann ein Mops …

Jack Daniel's oder Jack Russell?

Eines schönen Nachmittags freute ich mich darüber, dass Jürgen und ich bei Freunden zum Grillen eingeladen waren. Da ich Notdienst hatte, nahm ich vorsichtshalber meinen Arztkoffer mit ins Auto. Kalle drehte schon fleißig im Rauch stehend die Würstchen, und seine Frau Petra schenkte uns einen köstlichen Weißwein ein. Kalle ist unser Steuerberater und Jürgens bester Freund. Diese beiden Herren mussten Petra und ich schon öfter aus Westerland abholen, weil sie sich irgendwo fröhlich trinkend vergessen hatten. Eine Englische Bulldogge mit extrem kurzer Schnauze, verlängertem Gaumensegel und verengten Nasenlöchern ist übrigens in ihrer Klangqualität und dem damit verbundenen Hörgenuss nachts bei Weitem angenehmer zu ertragen als die Schnarchkonzerte dieser besten Freunde, deren Grunzen einer sich in der Brunst befindlichen schwedischen Elchherde gleicht.

Auch an diesem Abend hatten wir herrlich viel Spaß, und ich achtete peinlich darauf, nur ganz wenig Weinschorle zu trinken. Irgendwie wurde es so lustig und amüsant, dass ich zu fortgeschrittener Stunde doch einen ordentlichen Schwips hatte. Natürlich klingelte in diesem Moment mein Notfallhandy.

«Moin, ist da der Arzt?», hallte es am anderen Ende der Leitung.

«Ebenso Moin», erwiderte ich höflich. «Na, kommt drauf an, mit was für einem Arzt ich dienen kann.»

«Ich brauche einen Viechdoktor, ich habe hier nämlich einen Jack Daniel's, und dem geht's nicht so gut.»

Ich schaute verdutzt den Hörer an, dann mein Glas.

«Einen Jack Daniel's haben Sie, soso.» Ich wusste nicht so recht, ob das an meinem Wein lag, dass ich nicht so recht wusste, wie ich reagieren sollte. «Jack Daniel's ist doch ein Whiskey, oder? Aber wenn Sie wollen, werfe ich doch gleich mal einen Blick auf Ihren Jack Daniel's. Haben Sie nicht vielleicht einen Jack Russell gemeint?» Ich war mir ziemlich sicher. So viel konnte ich gar nicht getrunken haben, um diesen Unterschied nicht zu erkennen.

Durch Zufall war der Notfall in derselben Straße, in der unsere kleine Feier stattfand. Ich schnappte mir fröhlich, da ich mir keinen Fahrer organisieren musste, meine Tasche und sprintete zu Fuß los.

Ein angeschickertes Herrchen mit einem leidend ausschauenden Jack-Russell-Terrier lehnte in einem merkwürdigen Winkel an einer Straßenlaterne. Ich behandelte meinen vierbeinigen «Whiskey» gegen starke Übelkeit, Durchfall und Bauchschmerzen und wanderte beschwingt zur Gartensause zurück.

Nach etwa einer Viertelstunde läutete erneut mein Handy, und es meldete sich ein ehemaliger Wimbledon-Spieler. Erneut betrachtete ich verdutzt den Hörer, schaute dann auf meinen Wein und legte schließlich auf, mit dem starken Verdacht, dass etwas nicht mit rechten Dingen zuging. Das Telefon klingelte hartnäckiger, und ich stellte fest, dass ich tatsächlich einen Profitennisspieler in der Leitung hatte, dessen zwei Hunde eine erhebliche Ohrentzündung hatten. Ich fuhr mit dem Taxi zur Praxis und versorgte die Herrschaften und ihre Tiere, die dort schon auf mich warteten, ordnungsgemäß.

Nach diesem wilden Abend mit sehr merkwürdigen Patienten erhielt ich, zu Hause angelangt, die Quittung – so empfand ich es jedenfalls. In unserem Stall hatte ein Pferd kurz nach Mitternacht eine Schlundverstopfung erlitten, eine Verstopfung der Speiseröhre. Ein Brötchen, ein Stück Karotte, ein Apfel oder quellende Pellets steckten im Schlund fest. Das Pferd hustete, krampfte sich zusammen, kriegte schlecht Luft, und der Futterbrei lief ihm aus den Nüstern. Häufig handelt es sich bei diesem Speiseröhren-Problem um einen dringenden Notfall.

Ich versuchte zunächst einmal, das Corpus Delicti von der Brust Richtung Maul zu massieren, kräftig den Hals entlang und mit ordentlich Druck. Vielleicht löste sich ja etwas. Es tat sich jedoch nichts. Also gab ich Rosa, der wunderschönen, aber leidenden Trakehnerstute, eine Sedierung und schob ihr einen langen, durchsichtigen Schlauch in das Nasenloch durch den unteren Nasengang bis in die Speiseröhre.

Normalerweise schiebt man mit dem Schlauch die Verstopfung in den Magen. Das andere Ende des Schlauchs behält der Tierarzt im Mund, damit durch konstantes Lufteinblasen der Muskel der Speiseröhre etwas gedehnt wird und das Einführen leichter vonstattengeht. Der korrekte Sitz des Schlauchs im Magen lässt sich durch das Einbringen von Luft und anschließender Überprüfung des gasigen Geruchs, der zurückströmt, feststellen. Der Schlauch ist übrigens durchsichtig, damit man rechtzeitig erkennen kann, wann Mageninhalt nach draußen will. Fast jeder Tierarzt hat schon einmal versehentlich und unfreiwillig davon «gekostet».

Nachdem ich den aufgequollenen Futterbrei in den Magen zurückgeschoben hatte, knickte ich den Schlauch ab, damit beim Herausziehen keine Futterpartikel in die Luftröhre getragen werden konnten. Danach zog ich den Schlauch aus der Nase. Rosa blutete aus ihren Nüstern und schnaubte durch das Kitzeln und den Reiz der Schleimhäute so sehr, dass ich von oben bis unten mit Blut und braun-grünen Futterbreipartikeln übersät war. Ich spritzte ihr ein Mittel zur Entspannung, wischte mir den Dreck aus dem Gesicht und kam zu dem Entschluss, dass ich nie wieder im Notdienst einen zu viel über den Durst trinken würde. Das Karma schlägt zu und verzeiht einem gar nichts. Erst recht nicht nachts um zwei.

In der Nacht träumte ich von whiskytrinkenden Tennisspielern, die sich anschließend gegenseitig Nasenschlundsonden in die großen Nasen schoben.

Ich trinke nichts mehr, dachte ich. Vorerst.

Am Morgen erwachte ich recht früh vom permanenten Kreischen unseres Pfauenmännchens. Er positionierte sich direkt unter dem Balkon und warf den Kopf in den Nacken. Jeden Morgen schlägt er tapfer sein Rad vor den Hühnern und ringt um Beachtung. Er wedelt dabei mit seinem gesamten Hinterteil, während seine zarten Daunen im Winde wehen, und schlägt dann schwungvoll sein imposantes, vor Farben nur so strotzendes Rad mit 342 Augen. Ein wirklich einzigartiges und farbenprächtiges Schauspiel.

Das Wochenende war in greifbarer Nähe, und ich deckte mich bei Feinkost Meyer mit ein paar unmöglichen «Schweinereien» ein. Bei so viel Nacht- und Notdiensten musste ich mir mal etwas gönnen. So richtig knusprig-scharfe Kesselchips, die dicken, weichen Gummibärchen in Inselform und natürlich einen großen Eisbecher mit Macadamianüssen.

Mit meiner kalorienreichen Beute fuhr ich zum Gestüt zurück und verstaute sie wie immer im Eisfach und im Backofen.

Es regnete, als hätte der liebe Gott alle Schleusen geöffnet. Ich schnitt ein paar Äpfel in mundgerechte Stücke, zog mir die

Regenjacke an, setzte meinen wasserdichten Cowboyhut auf und rannte über den Hof zum Stall. Ich schaute über jede einzelne Boxentür und gab jeder Stute ein Stück vom süßen Apfel. Iks, unser Terrier, versuchte seine Zunge in den Hohlraum der Stalltür zu zwängen, in der großen Hoffnung, die kleine Maus darin herauslutschen zu können.

«Iks, du Verrückter, lass das, wenn du die auffrisst, wartet heute Abend eine Mäusemama vergeblich auf ihr Kind.»

Grinsend ging ich nach draußen, rief noch schnell über die Schulter: «Gute Nacht, Ladys, schlaft gut», knipste die Kronleuchter aus und zog die schwere Schiebetür vor meiner Brust zu. Eine Stunde später riss der Himmel auf, und es drangen vereinzelte, goldgelbe Sonnenstrahlen durch die düstere Wolkendecke. Mit allen Hunden lief ich noch eine ruhige, entspannte Abendrunde und schlief müde und erschöpft von den letzten harten Tagen mit einem «Chips-Eis-Bauch» tief und fest ein.

An Ostern stirbt kein Kaninchen

Ein strahlend schöner Sonntagmorgen erwartete mich – und ein großer Hundehaufen in der Küche. Ich stieg darüber hinweg und warf einen strengen Blick in die Hunderunde. Alle zehn Augenpaare verschwanden unter Decken, Kissen und angefressenen Schuhen. Klassenzusammenhalt oder Gruppenzwang nenne ich das. Egal, ich räumte den Haufen weg und drückte die Taste der Kaffeemaschine, um den verbleibenden Geruch mit Kaffeeduft zu überdecken. Nebenbei kochte ich ein paar Eier ab und begann sie zu färben. Meine Grünleger-Hühner vollbrachten bereits ein schönes Türkisblau, Rote Bete färbte die Eier teilweise in ein mattes Rot, Safran dann ockergelb und Rotkohl blau. Ich ließ alle Eier abkühlen und freute mich auf die vor mir liegende Osterzeit.

Der erste Notdienstpatient war ein Kaninchenmädchen. Eine Mutter brachte es vorbei; es hatte zusammengekrümmt auf einer Stelle gesessen und wollte nicht mehr fressen. Sie hatte das kleine Wesen für ihre Kinder gekauft. Ich nahm das Plüschbündel und setzte es auf meine Hand. Es war noch relativ jung, vielleicht gerade mal vier Monate. Vorsichtig tastete ich seinen Bauch ab, er war vollkommen verstopft, eine feste, aber nachgiebige Masse im gesamten Abdomen war zu ertasten.

«Das fühlt sich aber gar nicht gut an», sagte ich. «Es ist alles verstopft. Haben Sie ihm viele Pellets, zu viel frisches Gras oder Heucobs gefüttert?» Ich ahnte, dass ich das nicht so einfach wieder in Schwung bekommen würde.

Die Mutter nickte mit ihrer zimtfarbenen Kurzhaarfrisur. «Ja, wir haben ihr diese Rollis gegeben, diese klein gepressten Kräuterlinge. Die Dinger hat sie den Kindern pausenlos aus der Hand gefressen. Die haben sich totgelacht, weil das so kitzelte.»

«Ich glaube nicht, dass wir das ohne Operation hinbekommen», gab ich zu bedenken. «Aber sie ist noch so jung, weshalb das Narkoserisiko besonders groß und damit gefährlich ist. Versuchen wir es erst einmal so: Ich gebe ihr jetzt eine ordentliche Infusion, zusätzlich eine ölige Suspension ins Mäulchen. Vielleicht setzt sich auch so der Verdauungsapparat in Gang, und der Magen-Darm-Trakt entleert sich peu à peu.»

Etwas skeptisch reichte ich der Frau das Kaninchen, damit sie es wieder mit nach Hause nahm. Keine vier Stunden später rief die Mutter erneut an.

«Frau Petersen, Schneider hier. Dem Tier geht es überhaupt nicht gut, wir möchten es einschläfern lassen.»

«Frau Schneider», entgegnete ich, «wir können dennoch versuchen, das Kaninchen in Narkose aufzumachen und den festsitzenden Futterbrei zu entfernen, dann hat es wenigstens eine Chance.»

«Ich möchte nicht, dass meine Kinder das mitbekommen, die sind dafür noch zu klein. Und dann ist das Kaninchen ja nach der OP auch noch pflegebedürftig, nein, das will ich nicht. Meine Kinder sollen Spaß haben und nicht gleich mit so etwas konfrontiert werden.»

Mir stockte der Atem. Meine Halsschlagader begann sich zu kräuseln.

«Dann, Frau Schneider, würde ich gerne das kleine Mäuschen übernehmen und es versuchen. Einschläfern ist hier keine Option.»

«Und wenn es überlebt?», hakte sie nach.

«Ist es mein Kaninchen. Ich mache mir ja schließlich auch die Mühe, stehe am OP-Tisch und habe Kosten. Nicht zu vergessen der Zeitaufwand.»

Ich hoffte, sie würde auf meinen Deal eingehen, denn es war die einzige Möglichkeit, das kleine Plüschhasi zu retten. Nach einigem Bitten willigte sie schließlich ein, zahlte für die schon erfolgte Behandlung sowie den Notdienst (Abholen des Kaninchens) und verschwand auf Nimmerwiedersehen.

Ich regte mich gar nicht weiter auf. Klischees von menschlichem Fehlverhalten existieren nicht nur im Fernsehen. Die meisten Menschen würden ihr letztes Hemd für ihre Tiere opfern, so meine Erfahrung auf der Insel. Alles würden sie bezahlen, wenn es nötig wäre. Aber es gibt auch diese Abteilung: zu kompliziert, zu viel Aufwand, lieber neu.

Ich wollte es wenigstens wagen. Ich wusste, dass das Risiko groß war, aber so blieb eine gewisse Erfolgsaussicht. Und jeder hat ja eine Chance verdient, vor allem ein noch so junges Wesen.

«Um die Ostertage stirbt hier kein Tier, und schon gar kein Hase», murmelte ich stocksauer vor mich hin, während ich die Wärmematte vorbereitete. Ich wog das Schätzchen, schaltete die Inhalationsnarkose ein und merkte erst beim Einschlafen des Kaninchens, was für eine winzig kleine Dame es doch erst war. Danach legte ich sie auf den Rücken und rasierte ihren Bauch. Da lag der kahl rasierte Nacktfrosch.

Mein Besteck kam frisch aus dem Sterilisator, und die Handschuhe lagen griffbereit. Ich klebte mein OP-Tuch fest und kontrollierte die Atmung. Anschließend machte ich einen zarten Schnitt in der Mitte, der sogenannten Linea alba, der «weißen Linie». Dort kommen die Bauchmuskeln zusammen, und man kann hier sehr fein entlang der Muskelbäuche, ohne die Faszien zu zerstören, den Bauchraum öffnen. Als Nächstes schnitt ich den Magen auf und füllte eine komplette Nierenschale, die genauso groß war wie das Kaninchen selbst, mit grünem, klebrigem Futterbrei. Danach war das Tier leer, ausgehöhlt. Wie eine schlappe Kasperlepuppe. Aber es atmete fleißig.

Den Magen und danach die Bauchdecke schloss ich mit Lupenbrille. Das kleine Kaninchen bekam Antibiose, Schmerzmittel und Vitamin B12, ein Stoffwechselstimulans, das den Darm und den Appetit anregt. Ich ließ mein Kasperlepüppchen auf der warmen Matte liegen und nahm den Transportkorb mit ins Haus. Iks war wie von Sinnen, als er das Tier sah, und leckte sich das Mäulchen. Wenn schon kein Mäuschen, an das er herankommen konnte, dann würde es eigentlich auch dieses Karnickel tun. Ach, Terrier sind wirklich anstrengend. Unser Iks würde sogar Tom und Jerry auffressen.

«Das Kaninchen kommt aber nicht mit ins Schlafzimmer», sagte Jürgen, und seine Augenbrauen zogen sich nach oben.

«Doch, denn in den Backofen kann ich es ja schlecht stellen», antwortete ich. Das frisch operierte Mädchen musste ja unter Beobachtung sein. Nachdem Jürgen zu Bett gegangen war, brachte ich es nach nebenan, ins Gästezimmer, und wartete auf ein kleines Wunder.

Um sechs wurde ich wach. Das ist immer ein sehr komischer Moment. Ich weiß nämlich nie, ob sich all das, was ich getan habe, auch gelohnt hat. Manchmal liegen die Kleinen am nächsten Tag tot und steif in der Box, alleine gestorben. Schrecklich ist das. Ich öffnete mit mulmigem Gefühl den Käfig, und da saß die kleine Madame und mümmelte sich ein Löwenzahnblatt nach dem anderen rein. Gott, mir fiel ein Stein vom Herzen. Ich war glücklich.

Susi, unsere damalige Schulpraktikantin, verliebte sich in das Kaninchen, nannte es Karline und durfte es mit nach Hause nehmen. Ab und an bekam ich eine SMS von Susi mit Foto. Darauf war Karline mit stattlichen drei Kilo Kampfgewicht zu sehen. So machte ich meinem Versprechen alle Ehre. An Ostern stirbt bei mir kein Hase!

Die ehemaligen Besitzer fragten nie bei mir nach, ob Karline es geschafft hatte. Diese Gleichgültigkeit – oder vielleicht auch die Angst vor einer negativen Antwort – stimmt mich oft nachdenklich. Ich weiß, dass ich eine solche Charaktereigenschaft bei meinen Kindern nie akzeptieren werde. Gleichgültigkeit oder Interesselosigkeit ist viel schlimmer, als eine abstruse oder eigenwillige Meinung zu etwas zu haben. Doch in welcher Weise auch immer jemand Stellung bezieht, Flagge zeigt und, wenn nötig, mal «Arsch in der Hose hat», ist in jedem Fall besser, als als Neutrum durch die Welt zu wandern. Die Welt ändert sich nicht durch Jasager. Vielleicht ist das auch ein Grund, warum mein Freundeskreis eng und klein bleibt und ich mich den Tieren zugewendet habe. Ich genieße unter ihnen einfach das wahre Glück auf Erden.

Rettet Matti!

Die gleiche Problematik wie bei dem Kaninchen erlebte ich ein paar Wochen später bei einem jungen Ziegenbock. Es war Matti, und Matti lebt normalerweise bei Frau Ketteler und ihren drei Kindern, allesamt Mädchen.

Eines Tages ging es Matti richtig dreckig. Jahel, eins der Mädchen, rief mich an.

«Guten Morgen, Steffi, wir haben hier einen jungen Ziegenbock, der hat wahrscheinlich Verstopfung. Wir haben ihm schon Öl eingeflößt und Pansenstimulanspulver, aber es wird und wird nicht besser. Können wir kommen? Wir stecken ihn in unseren Land Rover, hinten in den Kofferraum.»

Im Hintergrund hörte ich den Bock meckern und laut klagen.

«Ja, sicher, packt ihn ein, ich versuche, was ich kann.»

Zehn Minuten später hielt das Auto direkt vor unserer Praxistür. Entladen wurde ein geschwächter, abgemagerter, brauner Ziegenbock in jugendlichem Alter. Er hatte einen Blähbauch und stand gekrümmt mit gesenktem Kopf in der Ecke.

«Hat er noch geköddelt?», fragte ich

«Leider nein», antwortete Jahel.

Auf seiner linken Seite, wo sich bei einem Wiederkäuer der Pansen befindet, konnte ich eine knetbare Masse feststellen, wo üblicherweise flüssiger Pansenbrei durch den großen Magenabschnitt wandert. Hier konnte ich in den Bauch drücken, und die Eindrückstelle blieb bestehen. Futterbrei, alles voller Futterbrei, der nicht weiterwandern wollte. Alle Versuche, die wir in der Folge unternahmen, waren vergeblich, und so entschieden wir uns auch hier, die Mission «Rettet Matti» zu starten. Keineswegs sollte der Ziegenbock eingeschläfert werden.

Matti bekam eine Injektionsnarkose und landete sanft und leise vor sich hin meckernd in Sabrinas Armen. Wir lagerten ihn auf seiner rechten Seite, damit wir auf der linken den Pansen aufschneiden konnten. Der Rasierer quälte sich durch das feste und drahtige Ziegenhaar.

Wir desinfizierten seine graue Haut, und ich schnitt seine linke Flanke in einer Länge von gut dreißig Zentimetern auf. Nach der Haut wurde eine rote Muskelschicht sichtbar, und darunter lag der gräuliche Pansen. Beim Tasten merkte ich, dass er vollgestopft war mit angeschopptem Gras. Ich öffnete diesen großen Verdauungssack und entleerte Hand um Hand das grüne, nach Gras und Verdauungssaft riechende Innenleben von Matti.

Nach einer Viertelstunde lag Matti auf meinem OP-Tisch wie ein leeres Gefäß, und ich wurschtelte in ihm wie in einem Hohlkörper herum. Als der große Pansensack, der größte der Vormägen bei Wiederkäuern, ausgehöhlt war und ich mit meiner rechten Hand bereits zum flüssigen Teil des Netzmagens durchgedrungen war, wusste ich, dass die Obstipation, also die Verstopfung, behoben worden war. Die Bezeichnung «Wiederkäuer» kommt daher, dass der bereits vorverdaute Nahrungsbrei in den Ruhephasen des Tiers aus dem Pansen, der sogenannten Vorratskammer, hochgewürgt und nochmals in kleinere, mehr verdauliche Bestandteile zerkaut und zerlegt wird. Im Pansen wiederum wird die Nahrung durch die rauen Magenwände mechanisch zerkleinert, durch Sekrete eingeweicht und durch Enzyme in noch feinere Bestandteile zerlegt. Über die Pansenzotten, die Innenauskleidung des

Pansens, werden hier erste Nährstoffe aufgenommen. Vom Pansen gelangt das Gras über eine Ausstülpung in den Netzmagen und schließlich über eine Schlundrinne in den Blättermagen, wo eine weitere Zerkleinerung mit anschließender Auspressung der Nahrung stattfindet. Von dort geht es dann in den eigentlichen Magen, den Labmagen, und weiter in den Darm. Es ist wirklich ein kleines Phänomen, wie eine Kuh, ein Schaf oder eben Matti funktioniert. Was für eine verrückte Evolution muss hier am Werk gewesen sein, denn es bedarf einiger anatomischer Kenntnisse, um solch eine Verdauungskammer überhaupt erst einmal zu kapieren und zu verstehen: Sie ist ein hoch entwickeltes Zusammenspiel aus Gärkammer, Drüsen, Mechanik und Mikroorganismen.

Als ich Matti schließlich zunähte, fiel die nun leere Bauchdecke ein wie bei einem ausgenommenen Kadaver. Ich hatte ein recht ungutes Gefühl, ob der kleine, lustige Ziegenbock es wohl schaffen würde.

Nach der Operation mussten wir alle Fenster weit aufreißen und Neutralisierungsspray in Massen einsetzen. Ziegengeruch und kiloweise halb verdautes Pansenmaterial sorgten dafür, dass wir in unserer Kleidung keine sozialen Kontakte mehr haben würden.

Die Mittagspause nutzte ich, um mich im Strandkorb auf der Terrasse zu entlüften. Ich finde, dass wir Tierärzte eigentlich reine Handwerker sind und dass mich gerade das Arbeiten mit den Händen, verbunden mit Geschick und Mut, doch ungemein glücklich macht – abgesehen von den Tiefschlägen, die das Team und mich zurückwerfen können. Dies hält aber nicht lange an, denn aus allem Alten lernen wir, aber für das Neue leben wir.

Einige Tage später erfuhr ich, dass Matti ein eigenes Zimmer im Hobbyraum der Familie bekommen hatte, denn in der Garage war es zu kalt für ihn. Er erholte sich gut und ist heute ein stattlicher, dicker und runder Ziegenbock. Ich freute mich und kam erneut zu der Erkenntnis, dass man sich einfach nur mal trauen musste. Was sollte denn schiefgehen? Einschläfern wäre beileibe die einfachere, aber auch schlechtere Option gewesen. Die Mission «Rettet Matti» war also von Erfolg gekrönt – und Familie Ketteler strahlte. So anders können Reaktionen auf des Tieres Leid sein.

Emma Klopp und die Qualle

Eines Nachmittags, die Sprechstunde war voll, vernahm ich aus dem Wartezimmer muntere Gespräche. Als ich mit meinem Patienten fertig war, der ein Gummihuhn verschluckt hatte, kam der nächste Patient an die Reihe. Es war Emma. Genauer gesagt Emma Klopp.

Am Ende der Leine hing Jürgen. Er und seine entzückende Frau saßen fröhlich und munter im Sprechzimmer, und jeder bestürmte «Kloppi» mit allen möglichen Fußballfragen, die wohl auf den Nägeln brannten.

«Mönsch», meinte ein Tierbesitzer, «datt ich so wat noch erleben darf!»

Eine herrliche Gelassenheit ging von diesen beiden Männern aus, nur Ulla Klopp war leicht nervös und deshalb auch erfreut, dass nun Emma an der Reihe war. Ich bat alle drei in mein Behandlungszimmer.

«Emma hat gerade eine blaue Qualle gefressen», sagte Ulla, in ihren Augen spiegelte sich noch das Entsetzen wider. «Und jetzt schluckt sie ganz komisch. Ich habe Angst, dass der Hals anschwillt oder sie vielleicht keine Luft mehr bekommt.»

«Hat Emma die Qualle verschluckt?», wollte ich wissen.

«Nein», sagte Ulla und schüttelte den Kopf. «Ich habe sie noch zu packen bekommen und rausziehen können.»

Jürgen holte einen braunen Hundekotbeutel hervor und entleerte mit Schwung eine komplette Qualle, blau und wabbelig, auf meinem Tisch, gefolgt von etwa einem halben Kilo Sand. Alles beugte sich über das Glibbertier. Hätte ich doch nur ein paar Quallen-Arten auswendig gelernt, dann wäre ich Königin der momentanen Situation gewesen. Dem war nicht so.

«Jaaa, öhhh ... also, eine Portugiesische Galeere ist das nicht. Die hier hat zwar auch so eine schöne irisierende blaue Farbe und gehört ebenfalls zu der Art der Nesseltiere und der Gattung der Seeblasen», erklärte ich ganz wichtig, «aber so supergiftige Quallen wie die Portugiesische Galeere sind hier nicht bekannt oder heimisch. Trotzdem kann eine Seeblase ganz arg brennen, das weiß ich von meinem Sohn Jimmy, der damals kreischend durchs Wasser auf mich zugelaufen kam.» Ein Traubenzuckerdrops, verkauft als «Antiquallenschmerztablette», rettete ihm sein Seelenleben. Das erzählte ich aber nicht, denn Emma schluckte schmerzhaft, Traubenzucker war in diesem Fall nicht die richtige Behandlung.

Ulla erzählte noch, dass sie beherzt in den Schlund ihres Hundes gepackt hatte, um die Qualle an ihren Tentakeln wieder aus dem Rachen zu befördern. Ulla hatte damals längere Fingernägel, und ich vermutete, dass sie die Schleimhaut leicht aufgekratzt hatte. Aber immerhin war das Tier draußen und eine Not-OP nicht nötig. Hätte Emma die Qualle verschluckt, wäre ein umgehend eingeleitetes Erbrechen unumgänglich gewesen, um einen Kreislaufkollaps zusätzlich zu vermeiden. Wir alle waren erleichtert.

Ich inspizierte Emmas Mäulchen und lernte diesen lustigen Mischling erst einmal kennen. Sie liebte das Wasser und durfte sogar zu Hause im Schwimmbad ihre Runden drehen. Wahrscheinlich hielt Emma die Qualle bei ihrem Bad im Meer für ein willkommenes Spielzeug.

Maul und Rachen sahen nicht beängstigend aus. Ich zog ein paar homöopathische Injektionen auf und zusätzlich etwas Entzündungshemmendes sowie ein Schmerzmittel. Danach, davon ging ich aus, würde es der Hündin wieder besser gehen. Jürgen stand die ganze Zeit breit grinsend neben dem Behandlungstisch und beobachtete, wie wir zwei Frauen das arme Emmachen inspizierten und behandelten.

Ulla und Jürgen lud ich am Ende noch zu unserer jährlich stattfindenden Fohlenmusterung am nächsten Tag ein, wo unsere Jüngsten begutachtet und bewertet werden. Anlässlich dieses Ereignisses werden die Pferde gewaschen und geputzt, es werden die Mähnen eingeflochten und die Hufe eingefettet. Es werden Banner mit «Trakehner weltweit» aufgehängt, ein Catering bestellt und große Blumentöpfe gekauft, der Reitplatz abgezogen, damit der Sand einwandfrei aussieht, es wird dekoriert und mit Stangen der Vorführweg vorgelegt. Schirme werden aufgestellt, Kaffee und Kuchen bereitgestellt sowie der Hof aufgeräumt. Es war eine ehrlich gemeinte Einladung. Ich dachte: Warum sollen Promis immer nur in teuren Lokalen speisen? Haben sie nicht auch mal das Verlangen nach einer Feier mit Einheimischen, einem Bier aus der Flasche und Gesprächen ohne Fußball-Background? Ich rechnete nicht mit einem Besuch.

Das Dreiergespann verabschiedete sich, Ulla hatte sich meine Notfallnummer in ihre Tasche gesteckt, falls der Rachen doch weiter anschwellen sollte. Egal, ob giftig oder nicht – die Reaktionen auf die Absonderungen von Nesseltieren können unterschiedliche Ausmaße annehmen. Emma lief schwanzwedelnd aus meiner Praxis und war froh, dass wir ihr nicht noch mehr zu Leibe rückten.

Der nächste Tag begann früh. Die Fohlen mussten eingeflochten werden, was nicht gerade einfach war. Da wurde gezappelt, gestiegen und immer wieder bei Mutti getrunken. Die feine

Mähne mit den paar Härchen gekonnt in Szene zu setzen, brauchte viel Zeit und fast noch mehr Geduld.

Kurz vor Beginn der Vorstellung der stolzen Stuten mit ihren Fohlen tauchten Ulla und Jürgen Klopp auf unserem Gestüt auf. Im Arm hielt «Kloppo» einen Riesenstrauß aus Karotten. Mensch, das war eine große Überraschung, und eine große Ehre war es allemal an unserem Festtag. Wir saßen noch mehrere Stunden in kleinem Kreis beisammen und bekamen hautnah die ersten Gedanken zu einem Wechsel Jürgen Klopps von Dortmund nach Liverpool mit. Gespräche ohne Fußball-Background waren doch nicht so einfach, wie ich mir das vorgestellt hatte.

Noch heute ist Emma meine Patientin, und manchmal treffen ein Durchfallhaufen, ein neues Futtermittel oder orthopädische Bilder via WhatsApp zur Beurteilung über den Ärmelkanal aus Großbritannien ein. Es freut mich sehr, trotz der Entfernung und der mit Sicherheit hervorragenden Kollegen in England für diese Familie der Dog Doc zu sein.

Natürlich vergessen wir darüber nicht die anderen kranken Fell- und Federnasen. Sie alle haben eine eigene Persönlichkeit, die mich jeden Tag aufs Neue entzückt.

Jeder Patient hat einen eigenen Namen. Da gibt's den großen und den kleinen Fiete, den dicken Bosse, den nie vergessenen Badegast, den Teckel Schnitzel, die immer beim Nagelschneiden kreischende Freggle und das ganz kleine Chihuahua-Mädchen Sneigle (Schneckchen). Ich behandle die Katze Schnursula und Skrollan, den wilden schwarzen Günther und den trägen Smootje. Manche meiner Patienten haben aber auch Vor- und Zuname wie der rote Kater Jens-Uwe Bootsmann, die schwarze Miezekatze Stine Lassen, nicht zu vergessen der stattliche Kater Hans-Werner Schnupp. Besonders schön finde ich es, wenn sich die Besitzer einen besonders wohlklingenden Namen einfallen lassen, wie zum Beispiel Bjarki, was übersetzt aus dem Isländischen so viel heißt wie «kleiner Bär». Oder Sóley, die «Butterblume». Detlef heißt in der nordischen Form Tjelvar und meint «Krieger des Volkes». Da zeigt sich die Persönlichkeit eines Haustiers in völlig neuen Dimensionen und wird neu in Szene gesetzt.

Apropos «Setzen» – da fällt mir eine Geschichte ein, wie sie immer mal wieder zwischendurch passiert. Hofleben eben.

Neulich, es war ein Sonntag, lümmelte sich mein Sohn Henry auf unser Hundesofa im Kaminzimmer. Wie immer machte er es sich dort mit seinem Handy zwischen den Hunden bequem und schaute sich Filme auf Netflix an. Ich saß nebenan im Büro. Nach einigen Minuten merkte er, dass es hinter ihm so komisch warm und weich war, und griff blind hinter sich. Zum Vorschein kam ein totes, vergammeltes und ausgehöhltes Kaninchen. Er hatte es an den Ohren zu packen gekriegt, mit aufgerissenen Pupillen hielt er es weit von sich, gefolgt von einem lauten Schrei. Das Kaninchen ohne Innenleben und ohne Augen flog im hohen Bogen durch unser Kaminzimmer in Richtung Küche. Meine Hunde zuckten nur kurz mit den Ohren, und da der Schrei noch nachhallte, steckten sie allesamt ihre Köpfe tief zwischen ihre Vorderbeine. Da sie noch nie ein Kaninchen zu packen bekommen hatten, ging ich davon aus, dass einer der Hunde die tote Beute stolz mit ins Haus genommen hatte, bevor die Krähen oder Möwen das Hasentier verspeist hätten. Auf jeden Fall hätte ich aus dieser kurzen Szene einen Comic machen können, so erstklassig war Henrys Mimik.

Gegen Abend fasste ich den Entschluss, mit den Hunden an den Hundestrand zu fahren. Also quetschte ich die Meute fröhlich in meinen Land Rover Defender und startete den Motor. Es war wie immer ein Genuss, an diesem speziellen Strandabschnitt die Freude der Tiere zu erleben, wie locker und ordentlich sich die meisten begegneten. Die Labradore beherrschten das Wasser, andere Hunde warteten artig, aber nervös, bis Frauchen wieder aus dem Wasser auftauchte. Ein Retriever sprang gegen die Wellen an, und ein kleiner Malteser saß in seinem Sandloch und erschreckte jeden, der sich dieser Burg auf nur fünf Metern näherte. Alles spielte und hopste wild durcheinander, und bei der großen Anzahl von Hunden passierte doch erstaunlich wenig.

Wir dürfen alle nicht vergessen, dass kleine Raufereien unter den Tieren recht normal sind, nur passt das in unser soziales Miteinander nicht hinein. Dennoch kommt es zu Missverständnissen, weil ein Hund an der Leine ist, der andere nicht mehr. Das Verhalten der Hunde untereinander ist schon viel besser geworden als in den Jahren zuvor. Viele Besitzer besuchen die Hundeschulen, wo vieles geübt und trainiert wird. Es ist wie bei Kindern: Anti-Aggressionsverhalten wird schon in der Grundschule geübt, aber irgendwann hat auch der Stärkste mal einen blauen Fleck.

Nachdem meine Hunde im Wasser waren, Freundschaften geschlossen und Burgbesitzer erfolgreich entmachtet hatten, fuhr ich die sandige Bande wieder zum Hof zurück. Ich hatte seit Langem einmal wieder das Gefühl, diese wunderschöne Insel eingeatmet zu haben. Die Heckenrosen versprühten einen warmen, süßlichen Duft, und der Wind war am Abend auch noch weich und angenehm. Unterwegs, vom Auto aus, beobachtete ich noch die Wellenreiter, die mit ihren Neoprenanzügen auf ihren Brettern saßen und geduldig auf die perfekte Welle warteten. Meine Batterien, die durch die große Verantwortung in meinem Beruf des Öfteren mal leerzulaufen drohen, waren wieder aufgeladen.

Ein Husky mit einem Milztumor

Am nächsten Tag hatte ich einen sehr schwierigen Fall. Eine ältere Dame rief an und erklärte, ihr Alaskan-Malamute-Rüde sei auf einmal am Strand umgefallen. Sie sei völlig entsetzt, und ihre erwachsene Tochter schleppe gerade den gut achtunddreißig Kilo schweren Hund über die Dünen zum Auto. Sie würden alles versuchen, um dann sofort in die Praxis zu fahren.

Nachdem ich der Frau versichert hatte, sie könne gern zu mir kommen, legte ich auf und erzählte meinem Team von dem, was uns erwartete. Wir schauten uns alle an, jeder fragte sich: Wie soll eine Frau solch einen riesigen Hund bei dieser Hitze über die Dünen schleppen?

Anscheinend war das möglich, denn dreißig Minuten später fuhr ein Audi Q7 vor. Eine völlig aufgelöste Frau Ende sechzig sprintete keuchend auf unseren Empfang zu, während ihre Tochter mit purpurrotem Kopf und nassem T-Shirt den Schlittenhund aus dem Kofferraum zog.

«Wir helfen, eine Sekunde», schrie Malte aus der Eingangstür und rief Lilly und Sabrina. Gemeinsam wuchteten wir den Riesen in den Behandlungsraum. Ich legte meine Hand auf seinen Kopf und fragte nach seinem Namen.

«Danny heißt er, und Danny ist zehn Jahre alt», antwortete die ältere der beiden Frauen, die Mutter.

Als Nächstes hob ich mit einem Griff seine Lefzen an, warf einen Blick auf die Farbe seiner Maulschleimhaut und drückte anschließend auf sein Zahnfleisch. Alles war blass, fast weiß.

«Oje», murmelte ich in meinen nicht vorhandenen Bart. Ich nahm mein Stethoskop vom Haken und horchte auf sein Herz. Es schlug viel zu schnell, raste sehr stark, hatte aber kein Volumen, keine Kraft. Eine Ahnung beschlich mich. Ich legte dem guten Jungen eine großvolumige Braunüle an und zapfte ihm Blut ab. Nadja schloss ihn danach an eine Infusion an, und Sabrina jagte das Blut durch die Laborgeräte. Nachdem ich Danny den Bauch rasiert hatte, fuhr ich mit der Ultraschallsonde den gesamten Bauchraum ab. Eigentlich hatte ich schon nach den ersten zehn Sekunden erfasst, was los war, aber ich musste dringend wissen, welches Organ genau betroffen war.

Danny hatte schwerste Blutungen in die Bauchhöhle. Das bestätigte auch mein Blutbild. Die Leber sah «friedlich» aus, gleichmäßig in ihrer Struktur, homogen. Bei einem Schwenk über die Milz war aber eindeutig eine große, beulenförmige, runde Aufwölbung zu erkennen. Ein Tumor. Diese Form der Entartung kommt recht häufig bei Hunden vor und macht sich oft erst durch Zufall oder wie bei Danny recht akut und plötzlich bemerkbar. Schlecht ist dabei, dass man nicht weiß, ob das üble Ding von gutartiger oder schon bösartiger Natur ist. Das erfährt man erst beim Herausoperieren des Tumors und wenn dieser dann anschließend in der Histopathologie gelandet ist, also vier, fünf Tage später. Ein nicht operierter Hund wäre da längst verblutet.

Als ich bei den beiden Frauen nachfragte, ob sie denn um den Zustand des Hundes gewusst hätten, antworteten sie zu meinem Erstaunen: «Ja, dass er einen Milztumor hat, wussten wir, aber unser Tierarzt in Hamburg wollte das erst einmal beobachten.»

Das Problem ist, dass auch ein fingerkuppengroßer Milztumor aufgehen kann und zu einem langsamen, aber stetigen

Verbluten führen kann. Die Geschwulst war also eine tickende Zeitbombe in Dannys Körper. Und diese hatte mal eben am Strand beim Toben gegen die Wellen zugeschlagen. Ich klärte die Damen über die Risiken einer Not-OP auf und dass der Zustand ihres Lieblings äußerst kritisch sei, auch darüber, dass ich im Endeffekt nicht wissen könne, ob der Tumor gutartig sei. Wenn nicht, dann sei ein Überleben durch eine eventuelle Metastasierung in andere Organe wie die der Lunge oder der Leber kaum möglich. Die Kosten seien nicht unerheblich, und vielleicht hätte Danny dann noch drei bis fünf Monate zu leben. Die andere Alternative sei die Euthanasie, jetzt.

Absolute Stille herrschte im Ultraschallraum.

Ich versuchte für mich, Dannys Chancen einzuschätzen. Zehn Jahre alt, miserable Blutwerte, schlechtes Allgemeinbefinden, Risiko der Tumorstreuung, hohe Notoperationskosten. Und da passierte wieder das, was ich in meiner Tätigkeit als Tierärztin schon ab und zu erlebt hatte. Man kann es nur erfassen, wenn man eine gute Beobachtungsgabe und ein tiefes Gespür für das Individuum selbst hat.

Danny lag hechelnd und völlig apathisch auf der Wärmematte. Als ich in Gedanken bei dem Wort «Euthanasie» war, hob Danny plötzlich seinen Kopf und schaute über seine Schulter nach hinten zu mir. Gruselig, als hätte er mich gehört. In diesem Augenblick sagte ich zu den beiden ratlos dreinschauenden Frauen: «Wir operieren ihn jetzt! Sabrina, mach den OP startklar, Lilly, du bleibst bei Danny an der Infusion und schaust, dass er nicht vom Tisch hopst. Nadja, du machst das Narkoseprotokoll fertig!»

«Wissen Sie», erklärte ich den Besitzerinnen, «lassen Sie es uns versuchen. Er ist erst zehn Jahre alt, vielleicht hat er noch drei weitere wunderbare Jahre vor sich. Versprechen kann ich nichts, und es kann durchaus sein, dass er die OP gut übersteht und in der Nacht plötzlich verstirbt. Aber so geben wir ihm wenigstens eine Chance. Schläfern wir ihn jetzt ein, wird für Sie immer die Frage im Raum stehen, warum Sie es nicht wenigstens versucht haben und ob er nicht vielleicht doch überlebt hätte. Mit ‹hätte› kann man schlechter leben als mit ‹wir haben alles versucht›.»

Nach einer kleinen Pause, in der die zwei Frauen schwiegen, fuhr ich fort: «Es gibt so viele Geschichten, die ich erzählen könnte, wo die Tiere aufgegeben wurden und wir es doch noch geschafft haben. Natürlich kommen auch Kosten auf Sie zu, wenn Danny es nicht schafft. Arbeit muss bezahlt werden, auch wenn der Erfolg ausbleibt.»

«Aber besteht denn für Danny eine Chance?», wagte schließlich die Tochter einzuwerfen. Eine sehr berechtigte Bemerkung. «Kann es denn überhaupt klappen?»

«Ehrlich geantwortet?»

Die Frauen bejahten.

«Ich kann nicht garantieren, dass es klappt, wenn Sie das hören wollen.» Dennoch hatte mich der eindringliche Blick des Malamutes nicht losgelassen. «Ich kann es nur versuchen.»

«Ich bin skeptisch, aber ich willige in die OP ein», sagte die Mutter. «Wir haben ihn hierhergebracht, es ist letztlich Ihre Entscheidung.»

«Ich bin derselben Meinung wie meine Mutter», erklärte die Tochter und zuckte mit den Schultern.

«Dann würde ich Sie bitten, jetzt zu Ihrer Unterkunft zu gehen, es wird länger dauern. Wenn Sie Ihre Telefonnummer dalassen, werde ich Sie sofort anrufen, sollte etwas Unvorhergesehenes passieren. Oder eben auch, wenn wir die OP beendet haben.»

«Versprechen Sie das?»
«Unbedingt.»

Bei der Narkose bewegten wir uns am Limit des Machbaren, und ein gleichmäßiges Piepen des Pulsoximeters hallte durch den OP. Danny lag wie ein Grizzly auf dem schmalen Operationstisch. Überall hingen Schläuche, Infusionen, Tuben, Maulspreizer und Absauger. Unser Rasierer hatte alle Mühe, sich durch den dichten Pelz zu graben. Sabrina holte das Besteck aus dem noch heißen Sterilisator, Nadja schob gekonnt einen Tubus in Dannys Luftröhre und schloss alle Geräte an. Wir zogen uns zügig um – und los ging es. Wir sind ein gutes, eingespieltes Team und stehen alle für den anderen ein. Wenn wir alle zupacken, sind wir schneller.

Danny sollte nicht so lange in Narkose liegen, wir wünschten uns nach einem anstrengenden Tag auch irgendwann den Feierabend. Als ich Danny am Bauch aufschnitt, kam mir viel Blut entgegen. Lilly reichte uns den Absauger, und das brummende Gerät saugte sich in null Komma nichts mit rotem Saft voll. Ein Hund hat etwa neunzig Milliliter Blut pro Kilogramm Körpergewicht. Bei achtunddreißig Kilo sind das ungefähr 3400 Milliliter – 3,4 Liter Blut. Fast zwei Liter waren schon nicht mehr da. Alle wichtigen Organe, sein Gehirn und sein Herz, leisteten jetzt Höchstarbeit, um zu überleben.

Ich verschwand mit meinem Arm im warmen Danny, packte vorsichtig die Milz am Kragen und beförderte sie nach außen. Wir klemmten die Hauptgefäße ab. Somit war erst einmal ein weiteres Verbluten nicht möglich, aber die Gefahr einer Herzproblematik umso größer. Wir banden Gefäß um Gefäß ab, setzten schließlich die Milz mit ihrem offenen Tumor ab und legten den Übeltäter in eine Schüssel. Dann inspizierte ich den

Rest der Bauchhöhle, warf einen Blick auf die Leber, den Darm und natürlich auf die Atmung von Danny. Er war so tapfer, atmete und atmete.

Gut, dass man ein wenig Abstand hat und es ein «fremder» Hund ist, dann arbeitet man professioneller und klarer im Kopf, routinierter eben. Aber genau diese OP, nur viel schlimmer, hatte ich bei meiner eigenen Hündin Hannah durchmachen müssen. Einen kindskopfgroßen Milztumor hatte ich ihr damals unter Tränen und mit brennender Mascara selbst entfernt. Gefühlt war kein Tropfen Blut mehr in dem Hund gewesen, der Tumor noch mit der inneren Bauchwand verwachsen. Die Blutungen waren so stark gewesen, dass ich mir keinen anderen Rat mehr wusste, als ein Handtuch von der Wand zu reißen und in meinen Hund zu stopfen. Das überlebt sie nie, dachte ich damals. Pustekuchen. Meine geliebte Hannah war damals dreizehn und mein Seelenhund. Eine Kameradin, in die ich während des Studiums reinheulte, wenn es mir mies ging, mit der ich mein Abendbrot teilte und die meine beste Freundin war. Sie wurde stolze siebzehn Jahre alt, und noch heute wünsche ich mir, dass wir uns im Himmel einmal wiedersehen, sie mich abholt.

Wir nähten Danny in drei Schichten zu, machten ihm einen dicken Verband auf seine Naht und versorgten ihn mit einer weiteren Infusion. Dann räumten wir das «Schlachtfeld» auf, schrubbten das Besteck sauber, gossen das Blut weg, säuberten den Boden und den Tisch, verstauten Verbände, Schläuche, Nahtmaterial und trugen alles in unser Narkoseprotokoll ein. Als ich die beiden Besitzerinnen anrief, meldeten sie sich zögerlich. Sie rechneten mit dem Schlimmsten.

«Ihr Danny hat es bis hierhin geschafft», teilte ich ihnen

mit. «Jetzt muss er nur noch ein wenig Glück haben. Sie können ihn abholen, aufwachen muss er bei Ihnen, weil wir keine Tiere über Nacht beherbergen können. Aber wenn Sie ihn schön warm halten, dann schläft er sich aus. Alles andere liegt in Gottes Hand!»

Danny wurde abgeholt, und Mutter und Tochter hielten abwechselnd Nachtwache. Er erholte sich langsam, aber stetig. Nach fünf Tagen trat er seine Heimreise nach Hamburg an. Er war deutlich rosafarbener an seinen Schleimhäuten, und der Befund fiel zu unserem Glück «gutartig» aus.

Monate später, zu Weinachten, erhielt ich ein kleines Paket. Drinnen war ein kleiner Schutzengel, und auf der Karte stand: «Sie haben uns das Liebste wiedergegeben, das wir besessen haben, wir haben unendlich viel Freude mit ihm. Er ist wieder der Alte, tobt im Wald herum und schwimmt im See. Gut, dass Sie uns überredet haben, es zu versuchen. Wir sind überglücklich.»

Das Weihnachtsgeschenk war in diesen Tagen das Wertvollste, das ich mir vorstellen konnte.

Ich selbst hatte mich irrsinnig gefreut, dass ich dem «ollen Tumor» den Garaus machen konnte. Diese Erfolge beleben den Geist, beruhigen die Seele und geben einem neue Energie für weitere schwierige und herausfordernde Tage. Manchmal brauchen wir Tierärzte aber auch ein besonderes Wahrnehmungsvermögen, oder sagen wir es mal so: einen besonderen Sinn für ungewöhnliche Menschen. So kam es eines Tages, dass Malte in mein Büro trat, mit dem Anliegen, bitte vor die Praxis zu kommen. Er sagte wortwörtlich: «Da ist ein junger Mann, der möchte gerne Ketamin für sein Pony haben.»

Ich schaute verdutzt über meine rote Brille und dachte, ich höre nicht recht. Ketamin ist ein in der Human- und Tiermedizin eingesetzter Arzneistoff, welcher vor allem in der Anästhesie und der Schlafmedizin eingesetzt wird und keinesfalls aus der Hand eines Arztes gegeben werden darf. Ich ging nach draußen und sah einen Mann, Mitte dreißig, längere Haare. Er saß auf seinem Fahrrad und erinnerte mich ein wenig an einen Hippie aus den Siebzigern.

«Moin, ich habe gehört, Sie möchten Ketamin käuflich erwerben? Darf ich fragen, wofür Sie das brauchen?» Ich stellte meine Frage so, als ginge es um Aufbackbrötchen.

«Für eine Narkose bei einem Pony», entgegnete der Jung-Hippie.

«Ah, es ist aber ziemlich untypisch, dafür Ketamin zu nehmen, es gibt handelsübliche Sedierungspasten. Was hat das Pony denn?», fragte ich misstrauisch. Es war mir nicht entgangen, dass Ketamin auch als Droge missbraucht wurde, besonders unter den Experimentierlustigen in der Szene.

«Was an den Hufen.»

«Welches Pony ist es denn? Bei welchem Bauern steht es denn?», wollte ich wissen.

«Es ist auf dem Festland», antwortete der Bursche ausweichend. Irgendwie traute ich ihm nicht.

Ich klärte den Mann auf, dass es sich bei Ketamin um ein Narkosemittel handelt, stattdessen gab ich ihm eine leichte Sedierungspaste für Pferde mit. Etwas mürrisch bezahlte der Kerl und verschwand auf seinem Fahrrad.

Sofort schoss meine Assistenzärztin um die Ecke und sagte: «Du hast ihm doch nicht etwa die Paste für Pferde verkauft? Mit dem Typen stimmt etwas nicht.»

Den restlichen Tag und die gesamte Nacht hatte ich ein

ziemlich mieses Gefühl. Aber das Medikament war frei verkäuflich, Pferdebesitzer bekamen es zum Verladen zappeliger Pferde, Schafhalter zum Ruhigbleiben beim aufwendigen Scheren ihrer Tiere oder bei starkem Gewitter. Ich redete mir die ganze Zeit ein, dass es ja nicht schlimm sei, diese Paste auszugeben. Jeder, dachte ich, kann sich alles einverleiben, was ich meinen Patienten verschreibe. Eine Packung Inkontinenztabletten, einen Blister Magenschutzkapseln oder das Herzmedikament für den Dackel. Und dass sich jeder mit allem Möglichem umbringen kann, ist nur eine Frage der Dosis. Wer will, kann sich auch 800 Vitamin-B-Tabletten ins Essen mischen.

Am nächsten Tag, ich hatte den Vorfall schon abgehakt, kam Malte in den Behandlungsraum und sagte: «Du, der Typ mit dem Ketamin ist wieder da.» Ich schmiss meinen Kugelschreiber, mit dem ich gerade etwas notieren wollte, in die Ecke und schritt entschieden nach draußen. Da saß der Specht abermals in aller Seelenruhe auf seinem Fahrrad und starrte mich an.

«Na, mein Freund, was kann ich denn heute für dich tun?», giftete ich ihn an. «Kokain, etwas Heroin oder nur ein bisschen Hasch?» Ich war auf 180.

«Ich bräuchte noch mal so eine Paste», erklärte der Fahrradfahrer.

Man muss dazu sagen, dass es fast unmöglich ist, diese Paste von einem auf den anderen Tag so zügig auf das Festland zu bringen, erst recht nicht auf dem Postweg. Und ebenso wenig ist nachvollziehbar, dass eine Sedierungspaste, die bei einem Pony für gut vier bis fünf Anwendungen reicht, keine vierundzwanzig Stunden später wieder leer sein soll.

«Sind die anderen vier Hufe auch so kaputt, dass du die ganze Paste verbraten hast? Kann es vielleicht sein, dass du mich an der Nase herumführst und dich mit dem Zeug abends ins Koma schießt, um dich mal so richtig zuzudröhnen? Erzähl mir doch nicht, dass du das einem Pony auf dem Festland verabreichst. Da du kein Ketamin von mir bekommen hast, ziehst du dir nun die Pferdepaste durch die Nase? Oder was läuft da bei dir gerade schief?»

«Muss ich doch nicht erzählen, was ich damit mache», sagte der Hippie leichthin.

Das reichte mir, und ich sah ein, dass ich es hier tatsächlich mit einem schrägen Vogel zu tun hatte, der sich gern ein wenig «high» fühlen wollte.

«Sofort steigst du auf dein Fahrrad und siehst zu, dass du in Windeseile den Hof verlässt. Wir sind hier keine Ausgabestelle für Typen, die cool and easy sein wollen.»

In aller Seelenruhe stieg er auf seinen Drahtesel und radelte lässig die Auffahrt hinunter. Womöglich schmierte er sich die Paste unter die Leberwurst, damit er besser schlafen konnte. Himmel, was war ich naiv gewesen. Ich war über mich selbst erschüttert. Mein Team hatte ich ausgebildet und geradezu gedrillt, genau darauf zu achten, was wir wem abgeben. Wildfremde Leute möchten oft die absurdesten Medikamente. Die Liste mit den Ausreden ist lang: zu Hause liegen gelassen, aus Versehen weggeschmissen, kein Rezept mehr bekommen, der Haustierarzt in Tirol hatte schon geschlossen. Die Dreistigkeit der Menschheit nimmt zu. Aber es gibt auch das glatte Gegenteil, nämlich die ungewöhnlichen Freundschaften.

Freundschaften und Abschied

Ich habe einige Tierbesitzer im gehobenen Alter, und ich lerne viel von ihnen. Etwa, dass ich in ihrer Gegenwart von Mal zu Mal ruhiger werde. Ich musste mir zwangsweise eine ruhigere Art angewöhnen, denn erfahrene, ältere Tierbesitzer lassen sich nicht so einfach abfertigen.

Meist drängt die Zeit, das Wartezimmer ist voll, das Telefon klingelt, das Röntgen wartet und Frauchen in Raum 3 auch. Vorne am Empfang will Frau Nissen ein Rezept und Herr Meier einen ausführlichen Ernährungsplan für seinen Hund. Malte möchte Frau Janssens Mops für Montag zur Kastration eintragen, und der Pharmavertreter, den Lilly am Telefon hat, kann am kommenden Donnerstag nur mittags vorbeikommen.

Aber die Senioren in meiner Praxis, die freuen sich über den Ausblick aus dem Behandlungszimmer und über die Spatzen, die im fließenden Brunnenwasser ausführlich baden. Sie erzählen mir in aller Ruhe erst einmal von ihrer kaputten Schulter und dem hervorragenden Stuhl von Anton, dem Dackel. Spätestens dann ziehe ich mir meinen Stuhl heran und sacke langsam auf ihm zusammen. Ich fahre meine Energie runter. Und ich muss langsam sprechen. Das fällt mir besonders schwer. Diese Besitzer nennen mich immer liebevoll «Frau Doktor», sie beschenken mich mit hausgemachter Marmelade und selbst gebackenem Stollen. Und genau das ist es, was einen Landtierarzt ausmacht, nämlich der direkte Kontakt zu seinen Mitmenschen. Zu seinen Ängsten und Sorgen, auch und insbesondere um das geliebte Tier.

Frau d'Alquen ist so eine entzückende Person. Sie ist flotte neunzig Jahre jung und rauscht immer mit ihrem silbergrauen Mercedes SL vor meine Praxis. Früher fuhr sie mehr als tausend Kilometer über den Brenner nach Italien, allein. Bis an den Lago Maggiore. «Dort kann man wunderbar Parmaschinken essen und besten Wein genießen.» Frau d'Alquen hatte eine fürchterlich süße Bichon-Frisè-Hündin. Sie trug den Namen Cindy, und die beiden waren ein eingespieltes Team. Als Cindy mit vierzehn eine sehr schwere Gebärmutterentzündung hatte, entschieden wir uns, sie noch einmal zu operieren, da sie noch recht fit war. Es gelang uns ein kleines Wunder, und ich schaute regelmäßig nach den beiden Damen. Ich genoss dann die kleine Flucht aus der Praxis und die herrliche Fahrt durch die Dünen. Ich konnte laut Musik hören und den Fahrtwind genießen.

Nach meiner Ankunft bei Frau d'Alquen und einigen Streicheleinheiten für Cindy tranken wir Tee und plauderten über viele Dinge, und ich stellte mit Erstaunen fest, dass Freundschaft kein Alter kennt. Ich war verdutzt, wie gelenkig man mit neunzig noch sein konnte. Als mir meine Brille hinunterfiel, war Frau d'Alquen im Nu auf dem Boden und zack wieder auf den Beinen, eh ich auch nur registriert hatte, wo mein Lese-Utensil hingeflogen war. Ich war sprachlos.

«Tja, schau mal, Frau Doktor, ich komme mit beiden Händen flach auf den Boden.» Ich kam nur bis zu meinen Knöcheln, dann war Sense. «Ich mache seit vierzig Jahren Yoga.» Das war die Erklärung. Wir lachten herzlich und saßen auf dem Boden um Cindys Körbchen herum, um ihr eine der guten Aufbauspritzen zu geben.

Mein Blutdruck war zu hoch und ihrer zu niedrig. Als ich mit einem von Frau d'Alquen geerbten Yoga-Buch am Wasser entlang nach Hause fuhr, hatte ich das Gefühl, ein wenig entschleunigt worden zu sein. Diese Freundschaft mindert Sorgen und gibt Kraft. Die Dame hat Freude an meinem Besuch und ermöglicht Abwechslung und gute Gespräche, und ich habe das Gefühl, Seelenkummer erzählen zu können, der nicht weitergetragen wird.

Bei einem Routinebesuch in meiner Praxis ging es Frau d'Alquen plötzlich ziemlich schlecht, sie wurde blass und hatte sichtlich Kreislaufprobleme. Kurz entschlossen übergab ich meinem Sohn Henry die verdutzte Cindy, geleitete Frau d'Alquen zu ihrem Auto und fuhr zur nahe gelegenen Nordseeklinik. Während der Fahrt hatte ich das Gefühl, dass die Dame nicht mehr atmete, und bekam es ein wenig mit der Angst zu tun. Zum Glück wurde sie stationär aufgenommen, um ihren Zustand weiter zu beobachten.

Henry verbrachte die ganze Nacht auf einer Decke auf dem Fußboden seines Zimmers. Cindy war verwirrt, und die beiden schliefen die Nacht äußerst miserabel. Alle erholten sich aber, und wir waren froh, dass jeder unbeschadet seine Liebsten wieder um sich hatte.

Vor ein paar Tagen konnte Cindys kleiner weißer Körper nicht mehr. Sie wurde dünner und dünner. Ich fuhr in den Süden der Insel, um diese geliebte Hündin zu erlösen, ihr zu helfen. Wir tranken Tee und legten sie in ihr gewohntes Hundekörbchen. Eine Armee von Stoffbärchen umrahmte ihr Kissen. Als sie für immer ihre Augen schloss, empfanden wir beide, Frau d'Alquen und ich, eine tiefe Trauer, warfen aber auch einen realistischen Blick in die Zukunft. Wir hatten durch unser Zusammenspiel den richtigen Zeitpunkt gefunden, Cindy gehen zu lassen. Es war nicht zu früh und auch nicht zu spät gewesen.

Wo man am meisten fühlt, weiß man nichts zu sagen: Wir hatten alles besprochen, und es war wichtig, einen Zeitdruck zu umgehen. Cindy blieb noch die ganze Nacht bei ihrem Frauchen. Als ich sie am nächsten Morgen abholte, trug sie ihr rotes Kaschmir-Pullöverchen und war in einen feinen Schal gewickelt. Henry hob ein Grab in unserem Garten aus. Wir betteten sie auf Heu aus unserem Stutenstall und legten viele rosa Blütenblätter der Sylter Heckenrose hinein. Nun liegt sie, umhüllt von Hortensien, unter einer wunderschönen Zierkirsche und dem großen schützenden Dach unserer Kastanie. Wir pflanzten rote Rosen und wilden Lavendel, standen zusammen an ihrem Grab und waren glücklich, dass eine herrliche Freundschaft entstanden war.

Das ist meine Herzensangelegenheit, die kein Alter kennt. Es ist ein Band zwischen zwei Seelen, das weder Raum noch Zeit kennt. Freundschaft muss nicht perfekt sein, nur echt. Und diese echte Liebe taucht bei unseren Tieren auf. Sie lieben dich, oder sie lieben dich nicht. Ich verstehe nicht, warum man zu anderen Planeten fliegt und Fotos aus dem All macht, aber einer Muttersau nicht sechzig Zentimeter mehr Lebensraum geben kann. Ich verstehe nicht, wie Menschen Nutztieren, Haustieren und Wildtieren so wenig Beachtung beimessen können, dass sie tagelang gequält und missachtet quer durch die Welt transportiert werden, um dann elendig getötet zu werden. Wir müssen uns in die Lage dieser Tiere versetzen, einmal diese Torturen mitmachen, die Tausende Tag für Tag erleben. Lasst uns mehr anpacken, lasst uns mehr bewegen. Nicht irgendwann. Heute, jeden Tag. Es sind unsere Seelenfreunde. Mögen wir uns die Zeit nehmen, die stillen Leiden zu erkennen und zu sehen, die in dieser lauten Welt keiner hört. Ich werde weitermachen, Tag für Tag. Für jeden da draußen.

Ich sehe euch!

Dank

Meine beiden Söhne Henry und Jimmy mussten oft auf ihre Mutter verzichten. Nun wisst ihr, wo genau und in was ich immer gesteckt habe und wen ich versucht habe zu retten. Ich danke euch für eure immense Geduld und grenzenlose Liebe. Sorry, dass ich es nicht immer geschafft habe, einen Kuchen zu backen, stattdessen viel Puderzucker über den gekauften siebte und so tat, als wäre er selbst gemacht.

Dir, Erhard, danke ich besonders dafür, dass du als mein bester Freund, Hippologe und Buchautor der einmaligen Trakehner-Pferde mir immer mit gutem Rat und zu jeder Tages- und Nachtzeit zur Seite stehst und für jedes Tier das passende Auge hast. «Es muss von Herzen kommen, was auf Herzen wirken soll», sagte Goethe einmal.

Danke, mein lieber Jürgen, dass du die Bereitschaft hattest, viele Abende alleine auf der Couch zu sitzen, während ich meine Geschichten niederschrieb. Und dafür, dass du auch in Zukunft Geduld erweist, wenn es wieder diese unabwendbaren Notfälle gibt, die unsere private Zeit in den Hintergrund drängen.

Eine dicke Umarmung an meine Mum, die mir sooft es ging den Rücken freihielt und immer, wenn ich Erholung brauchte, Haus und Hof gehütet hat. Keiner kann das besser.

Auch dir ein großes Danke, mein lieber Paps, der bis in die Nacht hinein meinen Geschichten lauschte.

Danke dir, liebe Sonja, für deine zauberhaften Fotos, die du auf Sylt machst und die immer wieder die Harmonie zwischen Mensch und Tier gekonnt einfangen.

Nadja, Sabrina, Malte, Lilly, ihr seid das perfekte Team. Danke für euren täglichen Einsatz und eure Freundschaft, weit über den Beruf hinaus.